# LA

# PHARMACIE

## CE QU'ELLE EST

## CE QU'ELLE DEVRAIT ÊTRE

DU MÊME AUTEUR

POUR PARAITRE PROCHAINEMENT


# HISTOIRE

COMMERCIALE, CHIMIQUE ET PHYSIOLOGIQUE

DE LA

# SCAMMONÉE

PARIS. — IMPRIMERIE ÉDOUARD BLOT, RUE SAINT-LOUIS, 46.

# LA PHARMACIE

## CE QU'ELLE EST

## CE QU'ELLE DEVRAIT ÊTRE

PAR

## JULES CAROZ

PHARMACIEN DE L'ÉCOLE DE PARIS

MEMBRE DE LA SOCIÉTÉ DE PRÉVOYANCE DES PHARMACIENS DE LA SEINE

MEMBRE DE LA COMMISSION D'HYGIÈNE DU XX⁰ ARRONDISSEMENT

ETC., ETC.

Amicus Plato, sed magis amica veritas.

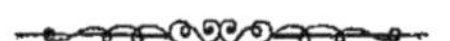

## PARIS

### SE TROUVE CHEZ L'AUTEUR

RUE DE PARIS-BELLEVILLE, 44

—

1864

# LA

# PHARMACIE

## CE QU'ELLE EST

## CE QU'ELLE DEVRAIT ÊTRE

---

# I

Il est peu de pharmaciens qui ne se soient plus ou moins préoccupés de la liberté de la pharmacie.

Les uns en sont partisans, d'autres la combattent.

Rechercher simplement et loyalement quelle est celle de ces deux écoles qui est dans le vrai et répond le mieux aux aspirations légitimes des pharmaciens, ainsi qu'aux exigences non moins impérieuses de la société, voilà le problème à résoudre.

Dans les graves questions d'intérêt professionnel qui se débattent en ce moment, chaque pharmacien a non seulement le droit, mais encore le devoir d'élever la voix — si faible qu'elle soit — et d'apporter sa pierre à l'édifice commun.

Je ne me dissimule pas que la question est grosse de périls. L'école opposée à la liberté compte au nombre de ses chefs plusieurs professeurs distingués, et notamment M. le directeur de l'École de pharmacie de Paris, qui, dans un récent discours, nous fait un effrayant tableau des abus qui résulteraient de la liberté de la pharmacie.

Certes, en nous plaçant à son point de vue, nous avouons qu'il a raison; mais l'honorable M. Bussy confond constamment la liberté sage que nous souhaitons avec la licence sans bornes, sans aucun contrôle, que nous repousserions nous-même de toute notre énergie.

Quoi qu'il en soit, je veux aborder la question

avec respect et convenance, mais avec netteté et franchise, *age quod agis*.

Notre législation pharmaceutique réclame impérieusement, sinon une réforme radicale, tout au moins des modifications et des annexes.

Cette assertion paraît grave, scandaleuse au premier abord, mais la réflexion la fera certainement accepter comme vraie. J'engage ceux de nos confrères qui seraient d'un avis opposé à se souvenir des procès que beaucoup de pharmaciens ont eu à soutenir.

« On n'a pas le droit, dit le tribunal de B...

» On l'a, dit le tribunal de D... »

Lequel des deux a bien jugé ?

Ce qu'il y a de très-positif, c'est que l'un des deux se trompe.

Cette contradiction ne prouve pas que la vérité absolue ne soit pas du domaine de nos tribunaux; elle prouve que nos lois ne sont pas si claires qu'on ne puisse s'abuser sur le sens de leurs commandements.

Avant de nous livrer à cet examen, reportons-nous à l'époque de la création de ces lois. Nous échappions à la Terreur, la Révolution suivait son cours, et le premier Consul, remplaçant par des institutions pleines de jeunesse et de force, celles qu'un siècle honteux nous avait léguées, rendait à la France le règne de la justice et des lois. L'instruction publique ne pouvait échapper à son regard d'aigle : c'est alors que, sous l'inspiration de Fourcroy et de quelques autres savants, fut rendue la loi de germinal an XI.

Loin de moi la pensée audacieuse de rabaisser l'œuvre de ces savants; je ne suis pas un de ces enfants légers ou ingrats qui aiment à renverser en quelques jours les établissements que leurs pères ont mis de longues années à édifier; mais il me semble évident que l'œuvre de l'an XI n'est et ne pouvait être, en raison des circonstances, qu'une fondation; bien assise, j'y consens.

Plus que personne je sais gré aux législateurs qui cherchèrent, après la tourmente, à recueillir les débris d'une législation engloutie dans le naufrage commun, selon l'expression de M. Trébuchet, et à ramener l'ordre dans la pratique de notre art. Mais ces savants, auxquels la science doit tant

de précieuses découvertes, n'étaient-ils pas absor-
bés par de trop hautes spéculations scientifiques
pour songer au côté commercial de notre profession ?

Depuis, avons-nous participé à ce progrès général
et incessant dont la nature des temps nous fait une
loi ?

Non, certes, et quoique la pharmacie soit à la
fois une science et un commerce, elle n'en marche
pas moins d'un pied boiteux. Cela est si vrai que
l'un de nos professeurs les plus aimés, et le plus
compétent peut-être pour apprécier notre situation
et nos besoins, M. Chevallier, disait dans son journal, en juin 1861 (page 348) : « A mes yeux, la
pharmacie est perdue si l'autorité ne vient promptement à son secours. »

II

On est étonné de l'état *chinoisement* stationnaire dans lequel nos institutions nous ont cernés, et cependant ce n'est qu'une conséquence logique de notre réglementation actuelle.

Comment aurions-nous pu marcher de niveau avec les autres professions libérales, quand nous sommes administrés, au dix-neuvième siècle, par la législation gothique du moyen âge?

Le législateur de l'an XI a revu, corrigé peut-être à certains égards, les statuts et ordonnances de nos anciens rois: voilà tout.

Pour le prouver, il me suffit de fouiller dans nos archives.

Sans remonter à l'origine de la pharmacie, sans rechercher si les Égyptiens en sont les fondateurs (ce qui est contesté par Galien), je crois utile de faire un historique abrégé et rapide de notre organisation primitive.

En France, pendant de longs siècles, on ne découvre presque aucun vestige de la pharmacie; car on ne peut considérer comme apothicaires ces ineptes pharmacoles qui sont désignés dans quelques vieilles Chartes par cette appellation dédaigneuse : « *Homines artis fere probatæ.* »

On trouve bien un édit de Philippe VI, en date du 22 mai 1336, portant discipline pour les apothicaires, leurs valets et herbiers; mais en réalité, c'est Charles VIII qui a jeté les fondements de la communauté des marchands apothicaires et épiciers par son édit d'août 1484[1]. Toutefois, ce ne fut que sous Louis XIII que la législation pharmaceu-

---

1. Les dispositions principales de l'édit de Charles VIII sont, à peu de chose près, identiques à celles de l'édit de Louis XIII du 28 novembre 1638,

tique fut définitivement fixée par l'édit de **1638**, qui résumait toutes les ordonnances de ses prédécesseurs.

Nous trouvons, en effet, au douzième volume des *Bannières*, registre ordinaire du Châtelet, cet édit pour les marchands apothicaires de la ville, faubourgs et banlieues de Paris, rappelant les ordonnances émanant de Charles VIII, 1484, Louis XII, 1514, François Ier, 1516-1520, Charles IX, 1571, Henri III, 1583, et Henri IV, 1594.

Nous nous contenterons, pour ne pas fatiguer le lecteur, de citer les extraits principaux de cet édit, afin de constater la similitude flagrante qui existe entre eux et nos règlements actuels.

### ARTICLE 8.

Seront tenus ceulx qui aspireront à la maîtrise, faire leur apprentissage par le temps et espace de quatre ans entiers et cependant toujours en la boutique d'un maître, y servant la marchandise; lors de laquelle entrée, sera passé brevet d'apprentissage par-devant notaire, qui sera dûment contrôlé par lesdits gardes pour estre par ledit aspirant reçu en son rang. Outre lequel temps d'apprentissage, ceux qui aspireront seront tenus de servir les

maistres pendant le temps et espace de six ans, soit en
cette ville ou ailleurs. Et auparavant qu'ils puissent être
obligés chez aulcuns maistres dudit art, il sera tenu, l'a-
mener et présenter par devant les gardes pour connoistre
s'il a étudié en grammaire : et après qu'il aura parfait
son temps d'apprentissage et servi les maistres six ans
et rapporté son brevet et certificat, il sera présenté aus-
dits gardes apoticaires par son conducteur pour luy estre
donné jour pour subir l'examen auquel assisteront tous
les maistres, dont ils seront advertis par l'un des courratiers, avec les deux docteurs de la Faculté, lecteurs en
pharmacie ; et sera interrogé durant le temps et espace
de trois heures par lesdits gardes et par neuf autres
maistres qui seront nommés par lesdits gardes.

## ARTICLE 10.

Après lesquel premier examen, si ledit aspirant est
trouvé capable, il luy sera donné jour pour subir le se-
cond examen appelé l'acte des herbes.

## ARTICLE 11.

Ce fait, s'il est trouvé capable, luy sera baillé chef-
d'œuvre qui sera de cinq compositions.

## ARTICLE 13.

Et pour ce qui regarde les enfants des apoticaires,
seront seulement tenus de subir le premier examen et
faire le chef-œuvre qui leur sera ordonné par lesdits
gardes, et deux compositions.

Seulement lorsqu'ils auront été reçus maistres feront comme tous les autres maistres le serment par devant le lieutenant civil et payeront chacun seize sols par an.

De laquelle réception seront lesdits maistres de la ville dûment avertis par l'un desdits courratiers.

### ARTICLE 14.

Et quant aux femmes veuves desdits maistres apoticaires, il leur sera loisible de mener le trafic dudit art et commerce, et pour cet effet tenir boutique ouverte en notre ville ou aux faubourgs d'icelle que pouvaient faire leurs maris de leur vivant; à la charge toutefois qu'elles serons tenues pour la conduite de leur boutique, prendre et tenir en leur boutique un bon serviteur qui sera examiné et approuvé par lesdits gardes, sans qu'elles soient tenues de payer, sinon lesdits seize sols par an; et ce tant et si longuement qu'elles demeureront en viduité.

### ARTICLE 16.

Ne pourront les marchands espiciers s'entremettre du faict d'apoticairerie, ny avoir et tenir serviteurs en leur boutique qui se mêlent dudit faict, etc., etc.

Et parce que dudit art dépendent les confections, vente et débit des syrops, huyles, conserves, miels, sucres, cires, baulmes, emplâtres, onguents, parfums, poudres, pruneaux, figues, raisins et aultres drogues, la connaissance des simples et des métaux et minéraux et aultres sortes de drogues qui entrent et s'appliquent au corps humain, et servant à l'entretenement et conservation de la santé de nos sujets, où il est requis une longue expérience, ce qui mérite quelque privilége spécial. Et d'ailleurs qu'en ce qui concerne la santé des hommes, l'on n'y peut estre trop circonspect, parce que bien souvent la première faute n'est pas réparable. Nous défendons également à toutes sortes de personnes de quelque qualité et estat qu'ils soyent de composer, vendre et distribuer, soit publiquement ou autrement en ladite ville, faubourgs et banlieues, aucunes médecines, drogues, conserves, confections, syrops, huiles d'olives et aultres propres à manger et entrant au corps humain, s'il n'a été apprentif, fait chef-d'œuvre et reccu maistre apoticaire.

Le tout à peine de confiscation de marchandises et de cinquante livres parisis d'amende, applicable le tiers à nous, l'autre tiers aux officiers de ladite communauté, et l'autre tiers aux pauvres d'icelle communauté.

## Article 29.

Que s'il survient quelques affaires importantes à la communauté, pourront lesdites gardes faire assembler audit bureau tous les anciens qui auront passé par les charges, en la présence desquels ils prépareront l'affaire, et ce qui sera conclu et résolu à la pluralité des voix des anciens gardes, sera suivy et observé par toute la compagnie et de tel effet, comme si tous les maistres apoticaires y avoient esté appelez.

---

## III

Une ordonnance de Louis **XIV** fut ajoutée en 1682 à ces diverses dispositions, dans le but de remédier aux abus qu'avait amenés l'absence de règlements touchant la vente des poisons ; car on sait que la fin du dix-septième siècle fut tristement célèbre par l'art et la hardiesse avec lesquels on pratiquait les empoisonnements.

Cet édit défendait, sous des peines rigoureuses, la vente des poisons, si ce n'est à des personnes bien connues. Les apothicaires étaient tenus d'in-

scrire sur un livre ad hoc, paraphé par le magis-
trat de police, les nom, profession et demeure de
l'acheteur de la substance vénéneuse, ainsi que
l'usage qu'il en voulait faire.

En 1748, à la requête des doyens et docteurs de
la faculté de Paris, intervint un arrêt du parlement qui prescrivait «aux maîtres apothicaires de
se conformer dans leurs formules au nouveau dispensaire fait par la Faculté de médecine; leur défendant d'exposer en vente aucunes autres préparations et compositions que celles qui leur auront
été décrites par les suppliants dans ledit dispensaire, tant en leur qualité que quantité, sous peine
de 500 livres d'amende; comme aussi leur faire
défense de donner lesdites compositions ni autres,
par eux faites, aux malades et autres personnes
sans autres ordonnances que celles des docteurs
de ladite Faculté, ou sur celles des médecins ordinaires du roi ou des maisons royales servant actuellement, sans ordonnances datées et signées par
lesdits médecins, desquelles ordonnances lesdits
apothicaires seront obligés de tenir bons et fidèles
registres, sous les peines portées par les règle-

ments des arrêts de la Cour ; et encore à peine de 500 livres d'amende, applicables moitié au roi et moitié à la Faculté de médecine. »

## IV

Nous arrivons enfin à la déclaration du 25 avril
1777, que nous croyons devoir transcrire en entier, attendu que la jurisprudence ne paraît pas
définitivement fixée sur son abrogation ou sa non-
abrogation, ainsi qu'on le verra dans la suite par
plusieurs jugements contradictoires.

Louis, etc.

Par l'article 3 de notre édit du mois d'août dernier,
nous nous sommes réservé de nous expliquer particuliè-
rement sur ce qui concerne la pharmacie; nous avons
considéré qu'étant une des branches de la médecine, elle

exigeait des études, des connaissances approfondies, et qu'il serait utile d'encourager une classe de nos sujets à s'en occuper exclusivement, pour parvenir à porter cette science au degré de perfection dont elle est susceptible dans les différentes parties qu'elle embrasse et qu'elle réunit ; nous avons également porté notre attention sur ce qui pouvait intéresser le commerce de l'épicerie ; nous avons eu pour but de prévenir le danger qui peut résulter du débit médicinal des compositions chimiques, galéniques ou pharmaceutiques entrant au corps humain, confié à des marchands qui ont été jusqu'à présent autorisés à en faire commerce sans être obligés d'en connaître les propriétés.

L'emploi des poisons étant en usage dans quelques arts, et la vente en étant commune entre l'épicerie et la pharmacie, nous avons jugé nécessaire d'ordonner de nouveau l'exécution de nos ordonnances sur cet objet, et de fixer entre les deux professions des limites qui nous ont paru devoir prévenir toutes contestations, et opérer la sûreté dans le débit des médicaments dont la composition ne peut être trop attentivement exécutée et surveillée.

A ces causes, etc.

Article 1er. Les maîtres apothicaires de Paris, et ceux qui, sous le titre de privilégiés, exerçaient la pharmacie dans ladite ville et faubourgs, seront et demeureront réunis, pour ne former à l'avenir qu'une seule et même corporation, sous la dénomination de Collége de Phar-

macie, et pourront seuls avoir laboratoire et officine ouverte, nous réservant de leur donner des statuts sur les
mémoires qui nous seront remis pour régler la police
intérieure des membres dudit Collége.

Art. 2. Lesdits privilégiés, titulaires de charges, et
qui à ce titre sont réunis, ne pourront se qualifier de
maîtres en pharmacie, et avoir laboratoire et officine à
Paris, que tant qu'ils posséderont et exerceront personnellement leurs charges ; toute location ou cession de
privilége étant et demeurant interdite à l'avenir, sous
quelque prétexte et quelque titre que ce soit.

Art. 3. Tout ceux qui, à l'époque de la présente déclaration, autres néanmoins que les maîtres et privilégiés
compris en l'article 1er, prétendraient avoir droit de tenir
laboratoire et officine ouverte, pour exercer la pharmacie
ou chimie dans ladite ville et faubourgs, sont tenus de
produire leurs titres entre les mains du lieutenant général de police, dans un mois pour tout délai, à l'effet d'être
agrégés et inscrits à la suite du tableau des maîtres en
pharmacie, ce qui ne pourra avoir lieu qu'après qu'ils auront subi les examens prescrits par les statuts et règlements.

Art. 4. Les maîtres en pharmacie qui composeront le
Collége ne pourront à l'avenir cumuler le commerce de
l'épicerie. Ils seront tenus de se renfermer dans la confection, préparation, manipulation et vente des drogues
simples et compositions médicinales, sans que, sous
prétexte des sucres, miels, huiles et autres objets qu'ils

emploient, ils puissent en exposer en vente, à peine d'amende et de confiscation. Permettons néanmoins à ceux d'entre eux qui, à l'époque de la présente déclaration, exerçaient les deux professions, de les continuer leur vie durant, en se soumettant aux règlements concernant la pharmacie.

Art. 5. Les épiciers continueront d'avoir le droit et faculté de faire le commerce en gros des drogues simples, sans qu'ils puissent en vendre et débiter au poids médicinal, mais seulement au poids de commerce; leur permettons néanmoins de vendre en détail et au poids médicinal, la manne, la casse, la rhubarbe et le séné, ainsi que les bois et racines, le tout en nature, sans préparation, manipulation ni mixtion, sous peine de 500 livres d'amende pour la première fois, et de plus grande peine en cas de récidive; voulons que les maîtres en pharmacie puissent tirer directement de l'étranger les drogues simples à leur usage, et pour la consommation de leur officine seulement.

Art. 6. Défendons aux épiciers et à toutes autres personnes, de fabriquer, vendre et débiter aucuns sels, compositions ou préparations entrant au corps humain en forme de médicaments, ni de faire aucune mixtion de drogues simples pour administrer en forme de médecine, sous peine de 500 livres d'amende, et de plus grande s'il y échoit. Voulons qu'ils soient tenus de représenter leurs drogues lors des visites que les doyen et docteurs de la Faculté de médecine, accompagnés de gardes de l'épice-

rie, feront chez eux, à l'effet, s'il s'en trouve de détério-
rées, d'en dresser procès-verbal signé desdits docteurs
et gardes, pour y être pourvu ainsi qu'il appartiendra.

Art. 7. Pourront, les prévôts de la pharmacie, se
transporter dans les lieux où ils auront avis qu'il se fa-
brique, sans permission ou autorisation, des drogues ou
compositions chimiques, galéniques, pharmaceutiques
ou médicinales, en se faisant toutefois assister d'un commissaire qui dressera procès-verbal de ladite visite, pour,
en cas de contravention, y être pourvu ainsi qu'il appartiendra.

Art. 8. Ne pourront les communautés séculières ou
régulières, même les hôpitaux et religieux mendiants,
avoir de pharmacie, si ce n'est pour leur usage particulier intérieur; leur défendons de vendre et débiter
aucunes drogues simples ou composées à peine, de 500
livres d'amende.

Art. 9. Renouvelons, en tant que besoin, les dispositions de notre édit du mois de juillet 1682; en conséquence, défendons très-expressément, et sous les peines
y portées, à tous maîtres en pharmacie, à tous épiciers
et à tous autres, de distribuer l'arsenic, le réalgar, le
sublimé et autres drogues réputées poisons, si ce n'est à
des personnes connues et domiciliées, auxquelles telles
drogues sont nécessaires pour leur profession, lesquelles
écriront de suite et sans aucun blanc, sur un registre à
ce destiné, et paraphé à cet effet par le lieutenant général de police, leur nom, qualité et demeure, l'année. le

mois, le jour et la quantité qu'ils auront prise desdites drogues, ainsi que l'objet de leur emploi.

Art. 10. A l'égard des personnes étrangères ou inconnues, ou qui ne sauront pas écrire, il ne leur sera délivré aucune desdites drogues, si elles ne sont accompagnées de personnes domiciliées et connues, qui inscriront et signeront sur le registre, comme il est prescrit ci-dessus. Seront au surplus tous poisons et drogues dangereuses tenus et gardés en lieux sûrs et séparés, sous la clef du maître seul, sans que les femmes, enfants, domestiques, garçons ou apprentis en puissent disposer, vendre ou débiter, sous les mêmes peines.

Art. 11. Permettons aux maîtres en·pharmacie de continuer, comme par le passé, à faire dans leurs laboratoires particuliers des cours d'études et démonstrations, même d'établir des cours publics d'études et démonstrations gratuites, pour l'instruction de leurs élèves, dans leur laboratoire et jardin, sis rue de l'Arbalète, à l'effet de quoi ils présenteront chaque année, au lieutenant général de police, le nombre suffisant de maîtres pour faire lesdits cours à jours et heures fixes indiqués. Si donnons, etc.

________________

## V

Moins de trois ans après, Louis XVI, par lettres-patentes du 10 février 1780, sanctionne et approuve le règlement du Collége de Pharmacie. Ce règlement avait été arrêté par les maîtres en pharmacie, réunis en assemblée générale.

Aucune disposition nouvelle un peu importante ne résultant de ce document qui roule presque exclusivement sur l'organisation intérieure, le mode de réception des candidats et les frais d'examen, nous nous dispensons de le reproduire

Il nous reste à mentionner la loi du 17 mars

1791 et celle du 17 avril suivant, et nous en aurons fini avec la législation antérieure à la loi du 21 germinal an XI.

## Loi du 17 mars 1791

L'Assemblée nationale décrète ce qui suit :

. . . . . . . . . . . . . . . . . . . . . . . .

Art. 2. A compter de la même époque, les offices de perruquiers-barbiers-baigneurs-étuvistes, ceux des agents de change, et tous autres offices pour l'inspection et les travaux des arts et du commerce, les brevets et les lettres de maîtrise, les drois perçus pour la réception des maîtrises jurandes, *ceux du Collége de Pharmacie*, et tous priviléges de professions, sous quelque dénomination que ce soit, sont également supprimés.

Art. 7. A compter du 1er avril prochain, il sera libre à toute personne de faire tel négoce, ou d'exercer telle profession, art ou métier qu'elle trouvera bon ; mais elle sera tenue de se pourvoir auparavant d'une patente, d'en acquitter le prix suivant les taux ci-après déterminés, et de se conformer aux règlements de police qui sont ou pourront être faits.

## Loi du 17 avril 1791

Louis, par la grâce de Dieu, etc.

L'Assemblée nationale, après avoir entendu son comité de salubrité, sur un abus qui s'introduit dans l'exercice de la pharmacie, considérant l'objet et l'unité de cette profession, a décrété et nous décrétons ce qui suit :

Les lois, statuts et règlements existant au 22 mars dernier, relatifs à l'exercice et à l'enseignement de la pharmacie, pour la préparation, vente et distribution des drogues et médicaments, continueront d'être exécutés selon leurs forme et teneur, sous les peines portées par lesdites lois et règlements, jusqu'à ce que sur le rapport qui lui en sera fait, elle ait statué définitivement à cet égard; en conséquence, il ne pourra être délivré de patentes pour la préparation, vente et distribution des drogues et médicaments dans l'étendue du royaume, qu'à ceux qui sont ou qui pourront être reçus pour l'exercice de la pharmacie, suivant les statuts et règlements concernant cette profession.

Ce simple exposé suffit pour démontrer péremptoirement, ainsi que nous le disions en commençant, que les auteurs de la loi de germinal n'ont rien créé[1]. Ils n'ont fait que modifier et adapter à la société nouvelle les dispositions anciennes, en en laissant subsister les éléments essentiels.

---

1. Nous ne croyons pas devoir rapporter le texte de la loi de germinal, qui régit actuellement la pharmacie; tous les pharmaciens en connaissent les principales dispositions.

---

# VI

Je laisse de côté tout ce qui concerne l'organisation de nos écoles, leur administration et l'enseignement qu'elles répandent avec tant de zèle et de savoir. Je ne veux discuter de cette loi que ce qui touche à l'exercice de la pharmacie.

Non-seulement elle ne répond à aucun de nos besoins, mais encore elle est impraticable dans une grande partie de ses dispositions; tellement impraticable que nous défions le jurisconsulte le plus exercé de se former une opinion raisonnée sur l'ensemble de la matière.

Nous avons parcouru les recueils des arrêts des tribunaux et de la Cour de cassation pendant une période de cinquante ans ; nous en avons lu attentivement les divers considérants, et nous sommes obligés d'avouer que tout y est confus et contradictoire.

Quelques exemples, du reste, feront ressortir la vérité de notre assertion.

---

# VII

Un pharmacien peut-il ouvrir en même temps deux officines? Question qui paraît absurde au premier abord, et sur laquelle la loi garde un silence absolu. M. Dorvault, dans son *Officine*, à la note de la page **622**, fait observer que le mot officine est au singulier dans la loi de germinal, et que, du reste, plusieurs cours ont décidé qu'un pharmacien ne peut avoir à la fois deux pharmacies. Nous sommes de son avis

L'opinion contraire cependant est soutenue par des hommes d'une grande autorité.

M. Laterrade, dans son *Code des Pharmaciens*, et MM. Briand et Chaudé, dans leur manuel de médecine légale, se prononcent énergiquement pour l'affirmative.

Écoutons M. Laterrade : « A ces raisons, on pourrrait répondre, ce nous semble, que si la loi est imparfaite, ce n'est point aux tribunaux à y suppléer ; qu'il ne suffit pas de constater ce qui devrait être, mais qu'il faut constater ce qui est. Or, la loi a-t-elle défendu l'exploitation géminée de deux pharmacies dans la même ville ? Elle n'en dit pas un mot. On ne saurait donc créer une contravention là où la loi est restée muette. On ne pourrait encore moins lui attacher une pénalité, quand on sait que tout est rigoureux en matière pénale, et quand l'article 4 du Code pénal dispose formellment que nulle contravention, nul délit, nul crime ne peuvent être punis de peines qui n'étaient pas prononcées par la loi avant qu'ils fussent commis. »

« Quant à la surveillance que la loi a dû imposer aux pharmaciens, il est clair que cette surveillance n'est pas tellement exclusive qu'elle doive absorber tous les moments du pharmacien. Cette surveillance, en effet, n'est autre chose que l'œil du maître agissant sur ses préposés ; sans cela, à quoi servirait l'élève que la loi lui accorde pour le remplacer dans la majeure partie de l'exploitation ? enfin, si, dans certains cas (art. 41 de l'arrêté du 25 thermidor), la loi charge le jury de désigner un pharmacien pour diriger et surveiller une autre officine que la sienne, on ne peut dire qu'en principe cette surveillance soit limitée d'une manière absolue à une seule pharmacie. Il faut donc admettre que la surveillance de deux pharmacies, placées dans la même ville, est un fait licite que ni la lettre ni l'esprit de la loi ne sauraient atteindre. » (*Code expliqué des Pharmaciens*, page 127.)

MM. Briand et Chaudé ne sont pas moins explicites :

« La loi n'a pas défendu, et l'on ne peut présumer une prohibition qu'elle ne formule pas. L'art. 41 de l'arrêté de thermidor confie à un pharmacien le soin de diriger une autre officine que la sienne. On reconnaît donc que la surveillance de deux pharmacies est possible. » (*Manuel de médecine légale*, page 946.)

Le tribunal correctionnel de la Seine, et la cour royale de Paris, par son arrêt confirmatif du 17 février 1827, ont jugé de la même façon (aff. Dupont).

Plus tard, cependant, la Cour de Paris est revenue sur cette jurisprudence, et, dans un arrêt du 8 juillet 1833 (confirmatif d'un jugement de première instance).

Attendu que : il résulte de l'art. 25 de la loi du 21 germinal an XI que le pharmacien muni d'un diplôme a le droit d'avoir seulement une pharmacie; que cette restriction est conforme à l'ensemble des lois sur la matière qui astreignent les pharmaciens à des obligations qui ne peuvent être remplies que par eux personnellement, et qu'ainsi en ouvrant deux pharmacies à Paris, B... a contrevenu à l'article précité, et que, dès lors, il doit être considéré, quant à la deuxième officine, comme ayant contrevenu aux dispositions de l'art. 36 de la loi du 21 germinal an XI, condamne B... à 25 fr. d'amende, ordonne la fermeture, etc.

On le voit, même sur cette question qui paraît si simple à tous les pharmaciens, la loi actuelle est singulièrement embarrassante; aussi ne saurions-nous trop en appeler une plus explicite de tous nos vœux.

## VIII

Un pharmacien étant absent momentanément, soit pour cause de voyage, soit pour cause de maladie, l'autorité municipale a-t-elle le droit de faire fermer une pharmacie où les élèves restent seuls?

Oui, si l'on en croit un arrêt rendu par la Cour royale de Nîmes le **13 avril 1829** (affaire Salaville); oui, selon M. Trébuchet (*Jurisprudence de la médecine et de la pharmacie*), qui, par sa position et ses connaissances spéciales, est très-compétent dans la matière; oui, selon M. Laterrade, qui admet la loi en principe, mais qui en conteste l'application. « Mais il est, dans cet arrêt, une disposition contre laquelle nous nous empressons de protester, c'est celle qui porte que, quand l'absence du titulaire légal d'une pharmacie est de nature à ne pas permettre une surveillance suffisante sur l'élève qui le remplace, l'autorité compétente a le droit de faire fermer cette pharmacie, et l'on voit plus bas que, par autorité compétente, la Cour de Nîmes a entendu parler, non de l'autorité judiciaire, mais de l'autorité administrative, comme serait à Paris, par exemple, le préfet de police.

» Or, cette doctrine nous semble évidemment contraire à tous les principes. En effet, la fermeture d'une pharmacie présuppose l'existence d'un délit, celui de l'infraction à l'art. 36 de la loi. Or, si l'autorité judiciaire peut seule décider qu'il y a délit, et par suite ordonner la fermeture de la pharmacie illégalement ouverte, il est évident que si l'autorité administrative pouvait prendre l'initiative de cette mesure, elle préjugerait ce que les tribunaux avaient seuls le droit de juger ; ce qui serait, nous ne craignons pas de le dire, la plus déplorable de toutes les confusions. Si d'ailleurs

une pareille mesure préventive était admissible,
ne pourrait-on pas craindre que l'autorité administrative, même avec les intentions les plus pures,
ne commît incessamment les bévues les plus dé-
sastreuses? Si, en effet, il plaisait à la malveillance
de dénoncer à l'autorité, comme officine sans
pharmacien, la pharmacie dont le titulaire serait
momentanément absent, sans même avoir quitté
la ville où elle est établie, un commissaire de
police pourrait donc, sur le seul fait de cette
absence insignifiante, provoquer et mettre à exécution un ordre de fermeture, qui, avant qu'il fût
révoqué par l'intervention judiciaire, aurait opéré
préventivement la perte de l'établissement légalement établi! Il en serait de même si le préfet de
police, s'imaginant, à tort ou à raison, qu'un pharmacien ne peut posséder simultanément deux
pharmacies, commençait par préjuger la question,
et le ruinait par provision, en faisant fermer des
établissements placés, comme tous autres, sous la
sauvegarde des lois. » (LATERRADE, page 136.)

MM. Briand et Chaudé, dans leur *Manuel de
médecine légale* émettent la même opinion, et

réservent le droit de fermeture au pouvoir judiciaire seul (page **900**).

Malgré des autorités aussi compétentes, malgré
la concession qu'elles semblent nous faire, nous
ne pouvons être de cet avis.

Il ne peut entrer dans la pensée d'aucun pharmacien exerçant, de vivre ainsi à la discrétion
d'un commissaire de police ou d'un maire. Il n'est
pas un pharmacien qui ne prête, plusieurs fois par
an, que dis-je? presque chaque jour, l'occasion de
sévir à l'autorité administrative.

Quand il est garde national, quand il fait partie
du jury, ou quand tout autre motif d'ordre public
le tient éloigné de sa maison, il est donc passible
de fermeture?

Il est fort peu d'exemples de cette sévérité intempestive, il est vrai; mais n'y eût-il eu qu'un
seul cas de cette ingérance de l'administration
dans nos officines, que tous nous devrions protester contre un pareil empiétement de cette dernière sur le pouvoir judiciaire et sur notre propre
liberté.

Que le pharmacien ait des devoirs à remplir

envers la société, soit; mais qu'un maire prenne
sur lui de porter un tort considérable à notre commerce, de le ruiner peut-être, en faisant opérer
préventivement la fermeture d'une pharmacie
achalandée, dont le titulaire est momentanément
absent pour une raison ou pour une autre, c'est là
une mise hors la loi contre laquelle nous devons
énergiquement protester.

## IX

Passons à la question des prête-noms.

Sur cette question, — question qui a fait tant de bruit ces dernières annnées, — nous voyons la jurisprudence fort indécise et fort contradictoire.

En effet, l'arrêt de la cour royale de Paris du 19 août 1830 (affaire Payot) a jugé que « un droguiste ainsi associé à un pharmacien pouvait lui-même, mais sous la surveillance de ce pharmacien, et encore que ce dernier n'habitât point dans la pharmacie, fabriquer et vendre les médicaments de cette officine. »

Nous trouvons aussi les arrêts de la Cour impériale de Paris des 31 juillet 1851 et 15 février 1859 [1] :

Attendu que : aucune loi ne prescrit la réunion dans les mêmes mains de la propriété du diplôme de pharmacien et de celle du fonds de pharmacie, et que, par suite, le propriétaire d'une pharmacie peut la faire gérer par un pharmacien titulaire, pourvu que le gérant la dirige sérieusement et réellement; considérant, en fait, que Rougier était pharmacien, et que sa gestion était sérieuse et réelle, décharge des condamnations .(Paris 31 juillet 1851).

« On le voit, tout le débat se concentre dans le fait même d'une gérance sérieuse et réelle, et, si l'on trouve des décisions judiciaires qui paraissent mettre en doute le droit pour un non-pharmacien de posséder une pharmacie, on trouvera certainement dans les faits du procès que la gérance était empreinte d'un vice qui a motivé la condamnation; mais, alors que l'exploitation de la pharmacie sera régulière, et que le gérant sera, de fait, le maître dans l'officine, nul ne viendra troubler

1. La Cour impériale de Bourges, par son arrêt du 2 mars 1844, et celle de Paris, par son arrêt du 27 décembre 1858, se sont prononcées également pour l'affirmative.

le propriétaire. » (PELLAULT, *Code des pharmaciens,*
page 149.)

M. Laterrade n'est pas moins explicite : « La
loi ayant pour but de trouver dans l'homme qui
dirige une pharmacie les conditions préalables
de capacité et de responsabilité qu'elle a déter-
minées, la loi est pleinement satisfaite quand
l'homme qui, de fait, administre une pharmacie,
justifie de ces conditions légales par la production
de son titre. Et qu'importe, dès lors, que sa pharmacie appartienne à un tiers, s'il est prouvé, d'ailleurs, que le gérant qu'il a placé dans sa pharmacie
en exerce réellement les fonctions et n'est point
un gérant fictif; dernier fait dont l'appréciation
est tout entière du domaine des tribunaux.

» Que si ce gérant responsable était l'associé du
propriétaire de la pharmacie, on ne voit pas non
plus que ce titre fût un motif raisonnable d'exclu-
sion. Loin de là, cette circonstance, si elle était
prouvée, devrait ajouter une garantie de plus aux
yeux des magistrats; car l'intérêt privé du co-
sociétaire pharmacien devrait leur donner la mesure des soins qu'il apportera personnellement

dans l'accomplissement des obligations qui lui sont imposées. »

La loi, d'ailleurs, ne protége-t-elle pas les sociétés? et quel texte de loi pourrait-on leur opposer, si l'acte qui les renferme était d'ailleurs revêtu des formalités tracées par le Code de commerce, et notamment par les articles 39, 42, 43 et 44 dudit Code? (*Code des Pharmaciens*, page 137.)

Le ministre du commerce et des travaux publics lui-même, reconnaît les mêmes principes :

J'ai reçu (écrit-il, à la date du 29 avril 1831, à M. R... non-pharmacien) la demande que vous m'avez adressée le 31 mars, afin d'obtenir l'autorisation de faire exploiter par un pharmacien légalement reçu en France, et responsable, l'officine que vous avez établie place V... n°... Une autorisation particulière ne vous est pas nécessaire à cet effet, car vous ne demandez en cela rien qui ne soit conforme à la loi.

J'ai l'honneur, etc.

*Le pair de France, ministre du commerce et des travaux publics.*

*Pour le ministre, et par autorisation,*

*Le secrétaire général,*

EDMOND BLANC.

On le voit, jusqu'ici la jurisprudence d'une part, et des avocats compétents d'autre part, n'émettent aucun doute relativement aux gérants, quand surtout la gérance est réelle et efficace.

Voyons maintenant la contre-partie ; nous y trouverons la même question résolue dans un sens diamétralement opposé.

La Cour de cassation (**23 juin 1859**) a décidé que « le propriétaire d'une pharmacie doit nécessairement être muni du diplôme de pharmacien ; qu'il ne suffirait pas qu'il fît gérer sa pharmacie par un individu pourvu lui-même de ce diplôme. »

LA COUR, vu les art. 25, 26 et 30 de la loi du 21 germinal an XI, et les art. 1, 2, 3 et 6 de la déclaration du roi du 25 avril 1777, etc., etc. ;

Attendu qu'aux termes de l'art. 25 de la loi du 21 germinal, le diplôme de pharmacien est nécessaire, nonseulement pour préparer, vendre et débiter des médicaments, mais également pour ouvrir une officine de pharmacien ; attendu que cette obligation ressort encore des termes de l'art. 26 de la même loi, d'après lequel tout individu qui a une officine ouverte au moment de sa publication, sans avoir de diplôme, est tenu de le produire dans le délai qu'il fixe.

Attendu que les dispositions de la loi du 21 germinal ne font en ce point que reprendre les prescriptions de la déclaration du roi 1777, dont l'art. 2 exige que les titulaires de charges de pharmacie ne puissent avoir laboratoire et officine à Paris qu'autant qu'ils possèdent et exercent personnellement leurs charges, et leur interdit toute location ou cession de privilége sous quel prétexte et à quel titre que ce soit ;

Attendu que R.., officier de santé, n'était pas seulement poursuivi pour avoir distribué ou fait distribuer des médicaments par un individu non-pharmacien, mais aussi pour avoir ouvert une officine de pharmacien, sans être breveté pharmacien ; attendu que le fait par R... d'avoir préposé un individu pourvu de diplôme, à la préparation et au débit des médicaments, ne saurait le mettre à l'abri des poursuites édictées par la loi pour avoir ouvert l'officine sans être lui-même muni d'un diplôme ; — attendu, dès lors, que l'arrêt attaqué, en déclarant, en droit, qu'aucun texte de loi ne prescrit, sous des peines spéciales, la réunion dans les mêmes mains de la propriété et de la gestion d'une pharmacie, alors qu'il reconnaissait en fait que R... était propriétaire de l'officine, que c'était en son nom que la location était faite, et qu'il ne déniait pas que la patente de pharmacien fût également prise en son nom, a formellement violé lesdits art. 25, 26 et 30 de la loi du 21 germinal an XI, casse l'arrêt de la Cour impériale de Paris du 5 mars 1859. (Cour de cassation, 23 juin 1859.)

Par son arrêt du 23 août 1860 (affaire Raspail),
la Cour souveraine a consacré les mêmes principes :

Attendu que si les dispositions de l'art. 2 de la déclaration de 1777, relative à la possession et à l'exercice par
la même personne, ayant titre à cet effet, de la charge de
pharmacien, n'ont pas été reproduites explicitement par
la loi du 21 germinal, elles n'ont été atteintes non plus
par aucune formule d'abrogation ; que loin de là, elles
sont au contraire maintenues de nouveau, au moins vir-
tuellement, par les art. 21, 25, 26, 30 de la loi de germinal, et par l'art. 31 de l'arrêté du 25 thermidor an XI, et
qu'elles excluent la tenue d'une officine par un gérant
quelconque, même muni de diplôme ; attendu, en effet,
que d'après ses termes mêmes, l'art. 25 implique la réunion dans une seule personne légalement reçue de la
possession du titre et du fonds ;... attendu, en fait, qu'il
est reconnu par l'arrêt attaqué que la pharmacie située
rue... est la propriété des frères R... qui l'ont fondée,
que T... n'est qu'un simple gérant recevant des propriétaires des appointements fixes ; casse, etc...

Tout en nous inclinant devant cette jurisprudence, nous devons regretter qu'elle soit aussi absolue et qu'elle n'admette pas une exception en
faveur des veuves en leur accordant une latitude
plus grande pour la vente de leur officine.

La loi ancienne était sous ce rapport beaucoup plus libérale. Nous espérons que la loi future réparera ce qu'a de trop sévère la loi de germinal.

Et puis, pourquoi ne le dirions-nous pas? nous sommes ici. comme ailleurs, du parti de la liberté.

En vertu de quel principe d'ordre public empêcherez-vous l'association, de fait, d'un pharmacien sans fortune ou que des revers ont brisé, avec un capital, ce capital fût-il inintelligent? Pourquoi la veuve d'un pharmacien, ne trouvant pas la vente de son officine dans des conditions acceptables, ne prendrait-elle pas chez elle un pharmacien reçu, en attendant de plus favorables circonstances? Que voit-on là de si contraire à l'intérêt de la société?

Nous ne comprenons donc pas l'acharnement que beaucoup de pharmaciens ont mis à poursuivre cet état de choses. Que quelques abus se soient révélés, que des concurrences plus ou moins loyales ou honorables se soient produites sous ce couvert, c'est un accident fâcheux sans doute, mais qui a moins d'inconvénient encore que le système opposé.

---

# X

Les hospices, dont la pharmacie est dirigée par un pharmacien , ont-ils le droit de vendre des médicaments au public?

Ici encore nous prenons la Cour de cassation en flagrant délit d'inconséquence.

On a vu par l'arrêt précédent que la déclaration de 1777 subsistait encore dans plusieurs de ses dispositions, notamment dans l'article 8. Le contraire résulte cependant de l'arrêt qui suit :

Attendu que la pharmacie de l'hôpital (Lyon) est dirigée par un pharmacien ayant la capacité requise par la loi du 21 germinal; que l'ordonnance royale de 1777 (art. 8) a été abolie par la loi du 2 mars 1791, non rétablie par aucune loi postérieure; que les pharmaciens de Lyon sont sans droits pour contester directement ou indirectement à un pharmacien le libre et entier exercice de la profession dont il accomplit les devoirs et dont il entend exercer les droits, rejette, etc... (Cassation, 17 avril 1848, confirmatif de l'arrêt de la Cour de Lyon.

Une circulaire ministérielle, en date du 31 janvier 1840, en réponse aux réclamations présentées au ministre par les pharmaciens de Lyon, avait décidé que les pharmacies des hospices ne doivent être affectées qu'au service intérieur de l'hôpital; créées pour le besoin des malades, elles ne doivent pas faire concurrence à l'industrie particulière.

Le 29 janvier 1841, le ministre de l'intérieur chargeait le préfet du Rhône de prendre des mesures pour faire cesser toute vente de médicaments par l'hôpital.

Mais ces instructions, dit Sirey dans la *Jurisprudence du dix-neuvième siècle*, ne peuvent être considérées que comme purement gracieuses; elles n'obligent pas les hôpitaux , et ce n'est pas aux tribunaux à en assurer l'exécution.

« La question de savoir si les hospices peuvent vendre des médicaments au dehors a été l'objet d'une controverse , dit M. Dalloz (Commentaire sur l'arrêt intervenu contre les pharmaciens du Puy, par la Cour de Riom, du 22 février 1862, confirmé par la Cour de cassation , du 31 mai 1862). Le droit d'avoir un débit extérieur a été admis à plusieurs reprises (Paris, 23 mars 1834) ; nous avons exprimé l'opinion qu'en effet ce droit ne pouvait être contesté, et que l'autorité administrative seule pouvait décider s'il y a lieu de tolérer ou de supprimer ce débit extérieur. Depuis cette controverse, s'est établie la jurisprudence de la Cour de cassation qui exige le cumul entre les mains d'un même individu de la gestion et de la propriété d'une officine (23 juin 1859, 8 août 1859 et 23 août 1860).

» Les pharmaciens ont cru l'occasion favorable pour contester de nouveau aux hospices ce débit. La Cour de Riom, frappée de l'idée que ce changement de jurisprudence pouvait avoir pour effet d'entraîner la suppression de la vente de médicaments par les pharmacies d'hospices, s'est atta-chée, dans un arrêt fortement motivé, à réfuter la doctrine de la Cour souveraine.

» Mais il n'était pas nécessaire de s'en prendre à cette jurisprudence, et la Cour de cassation, dans son nouvel arrêt, démontre que la législation spéciale aux pharmacies d'hospices suffit à pro-téger le débit extérieur, contre lequel les pharma-ciens ont recommencé la lutte. En effet, depuis la première controverse, terminée par l'arrêt de la Chambre des requêtes, du **19 avril 1845**, a été rendue la loi du **7 août 1851**, dont l'article **8** charge les préfets d'intervenir dans le règlement « du service tant extérieur qu'intérieur et de santé » des hospices. » Ainsi c'est plus que jamais le cas de soutenir que la question ne comporte, ainsi que nous l'avons déjà indiqué, qu'une solution administrative. Or, l'autorité administrative, dé-favorable autrefois au débit extérieur des pharma-cies d'hospices, paraît aujourd'hui être revenue au sentiment contraire [1]. »

1. Attendu, dit la Cour de Riom, que l'ordonnance royale de 1777 a été abolie par la loi du 2 mars 1791, etc., etc...

**M.** Laterrade ne partage pas l'opinion de la Cour. «Le législateur, dit-il (page 34), en concédant aux hôpitaux et communautés la faculté de posséder des pharmacies particulières, a eu pour but, non de transformer en maison de commerce ces établissements d'utilité publique, mais de pourvoir à leurs besoins journaliers ; en les affranchissant sous ce rapport de l'obligation commune de recourir à une pharmacie étrangère, la loi a fait pour ces sortes d'établissements tout ce que sa haute sollicitude lui permettait de faire. Elle eût dépassé les bornes en leur concédant, en outre, le privilége d'élever, par un commerce quelconque, une concurrence que la minimité des frais eût rendue désastreuse pour les autres pharmacies. »

C'est là de la saine et vraie jurisprudence.

Il y a en effet quelque chose de profondément injuste de voir des établissements publics soutenus par le budget commun, créés dans un but exclusif de bienfaisance, ne payant ni patentes, ni loyer, ni employés, ni droits de visite, rien enfin de ce qui accable le pharmacien, se servir de la charité comme d'un manteau pour trafiquer et ruiner en

définitive des établissements privés. Que ces établissements distribuent gratis des médicaments aux
malheureux, rien de mieux ; en France toutes les
opinions se rencontrent sur le terrain de la bienfaisance, et, certes, les pharmaciens ne se trouvent
pas les derniers à ce rendez-vous d'humanité ;
mais, en toute justice, qu'on ne fasse pas peser
cette charge plus lourdement sur eux que sur les
autres citoyens.

Que la loi soit une pour tous.

XI

Si les hôpitaux où se trouve un pharmacien
reçu peuvent aux yeux de la Cour de cassation et
de l'autorité administrative, ainsi qu'on vient de
le voir, vendre des médicaments au public, en est-il
de même pour ceux dirigés seulement par des
sœurs ?

La déclaration de 1777 leur donne formellement
le droit d'avoir une pharmacie pour leur usage
intérieur ; mais leur dénie non moins formellement
celui de rien vendre à l'extérieur, sous peine de
500 livres d'amende.

Cette sage disposition est-elle abrogée?

« La loi du 17 mars 1791, qui abolit les jurandes et les priviléges, notamment ceux relatifs à la pharmacie, a été rapportée par celle du 17 avril suivant, jusqu'à ce que l'Assemblée nationale, sur le rapport qui lui en sera fait, ait statué définitivement à cet égard. Or, la loi du 21 germinal a établi d'une façon définitive la législation pharmaceutique ; donc, n'ayant pas rappelé cette disposition elle l'a implicitement abrogée. » Ce qui le prouve encore, d'après le tribunal de la Seine (26 décembre 1833), c'est que la loi de germinal, dont le titre IV embrasse tout ce qui est relatif à l'exercice de la pharmacie, ainsi que l'ont formellement déclaré les orateurs du gouvernement dans l'exposé des motifs ( *Moniteur* du 29 germinal an XI); que plusieurs des dispositions de la déclaration de 1777, notamment celles des articles 3, 6, 7, 9 et 10, y ont été reproduites presque textuellement; mais que l'on n'y retrouve point celles de l'article 8, que dès lors cet article doit être considéré comme implicitement abrogé.

Les communautés sont donc légalement rentrées

dans le droit commun, qui défend à tous autres qu'aux pharmaciens de préparer et vendre des médicaments.

C'est ce qui résulterait encore de l'arrêt de la cour royale de Bordeaux (28 janvier 1830) :

Attendu que, tant dans l'intérêt de la santé publique, tant afin de maintenir les pharmaciens dans l'exercice exclusif d'une industrie qui, comme toutes les autres propriétés, doit être respectée, il convenait d'interdire la vente de tous médicaments à quiconque n'aurait pas été reçu pharmacien suivant les formalités d'usage... Attendu que la prohibition est générale, et s'applique par conséquent aux intimées (les sœurs de charité de Saint-Macaire); que si l'ardente charité dont elles sont animées les place au rang des bienfaiteurs de l'humanité, elles sont appelées précisément à cause de leurs vertus à donner l'exemple de la soumission aux lois, etc., etc.

Mais, ainsi que le fait observer fort judicieusement M. Pellault, « on ne saurait méconnaître la tendance de l'administration à tolérer dans les communautés et hospices cet état de choses. Une circulaire ministérielle du 1er novembre 1806 est même venue justifier et autoriser les sœurs de charité à continuer l'exercice de la pharmacie, hors le concours d'un pharmacien reçu et malgré la loi de germinal. »

« Les tribunaux, ajoute-t-il plus loin, ne sauraient, on le comprend, avoir aucun égard à la circulaire ministérielle.

« Il y a violation manifeste de la loi, mais qui en demandera l'exécution ? » (*Code des Pharmaciens,* p. 68.)

Il en est de même des médicaments que distribuent, au nom des bureaux de bienfaisance, les sœurs de charité.

Vainement objectera-t-on que ces médicaments leur sont livrés par la pharmacie centrale des hôpitaux, et que les médicaments actifs, les poisons, par exemple, sont délivrés exclusivement par les pharmaciens de la ville ; il n'en est pas moins vrai que parmi les médicaments qu'elles mélangent, pèsent, préparent en un mot, il en est de dangereux à confier à des mains aussi inexpérimentées.

Pourquoi ne pas charger de ce soin les pharmaciens seuls ? N'est-il pas possible d'établir un tarif aussi réduit qu'on voudra, et qui ne grèvera en rien le budget de l'assistance publique ?

Les indigents ne pourraient que gagner à ce changement, et l'on rentrerait ainsi dans la légalité, d'où il est toujours dangereux de sortir.

## XII

Les sœurs de charité, les communautés et les bureaux de bienfaisance distribuent donc des médicaments, sous le couvert de la charité, du consentement de l'administration et au mépris des droits légitimes des pharmaciens.

Mais il y a plus encore, et ici la charité ne joue aucun rôle : nous voulons parler des épiciers et herboristes.

Y a-t-il dans toutes les grandes villes, et à Paris surtout, un seul épicier qui n'empiète pas sur notre domaine?

Il n'est pas un de nos confrères, en effet, qui ne sache combien est grande la concurrence que nous font ces deux classes de commerçants. Quel est celui de nous qui ne se soit plaint de cet état de choses aux professeurs de l'école, lors de leur visite annuelle?

Et cependant, malgré l'art. 2 de la loi qui investit « les professeurs des écoles de pharmacie du soin d'en surveiller l'exercice, d'en dénoncer les abus aux autorités. » l'école fait la sourde oreille aux réclamations incessantes des pharmaciens, se plaignant avec justice des empiétements de leurs redoutables et libres voisins.

L'épicier et l'herboriste vendent publiquement du camphre, de l'aloès, du séné, des sels magnésiens, de l'huile de ricin, de la rhubarbe, du sirop antiscorbutique, etc., etc.; c'est de notoriété publique.

Mais, dira-t-on, que le pharmacien dépose une plainte au parquet; c'est non-seulement son droit, mais encore son devoir.

D'abord ce mot *dénonciation* implique quelque chose de vil, et je crois n'être démenti par aucun de mes eollègues, en repoussant ce genre de plainte.

Le corps pharmaceutique exposera bien ses doléances aux professeurs, ses maîtres aimés et respectés; mais de là à saisir directement l'autorité judiciaire, il y a un abîme — cet abîme ne sera jamais franchi, volontairement du moins.

L'art. 33 est formel « les épiciers et droguistes ne pourront vendre aucune composition ou préparation pharmaceutique sous peine de 500 fr. d'amende, etc. »

Cette jurisprudence est consacrée par de nombreux arrêts; il n'y a donc pas lieu d'insister.

D'où vient donc le mal? 1° De la pénalité trop douce, selon nous, infligée à ces pharmaciens de contrebande. Nous ne trouvons en effet, dans les nombreuses condamnations survenues, que des amendes, dans la plupart des cas, de 15 à 100 fr.; peine insignifiante en vérité, et nullement en rapport avec le dommage que ces sortes de fraudes nous causent d'une part, et d'autre part avec les bénéfices qu'elles rapportent à leurs auteurs?

2° De l'expression *poids médicinal,* dont le sens

n'est pas clairement établi ; et 3° de l'ordonnance du 20 septembre 1820, qui, dans un but fiscal, donne le tableau des substances réputées drogues, dont l'épicier ou le droguiste peut faire le commerce en gros.

Du commerce en gros à la vente au poids médicinal, il n'y a qu'un pas ; aussi tous ou presque tous les épiciers et les droguistes le franchissent-ils.

D'ailleurs, l'art. 5 de la déclaration de 1777 leur accordant le droit de vendre, même au poids médicinal, la manne, la casse, la rhubarbe, le séné, ainsi que les bois et racines, le tout en nature, sans préparation ni manipulation quelconque, et les tribunaux ne sachant pas s'ils doivent considérer comme abrogée ou non cette disposition, il s'ensuit une confusion déplorable dont nos adversaires savent fort bien tirer parti.

Comment comprendre, en effet, sans l'attribuer aux variations de la Cour souveraine, cet arrêt du tribunal correctionnel de Metz, qui décide, le 4 juillet 1854, qu'un herboriste peut vendre de la teinture de benjoin, du camphre et de la manne ;

que ce ne sont pas là des substances médicamen-
teuses et pharmaceutiques dans le sens de la loi?

On le voit, la confusion est au comble, et c'est
peut-être là la raison du silence que garde l'école.
A quoi bon, en effet, des poursuites qui peuvent ne
pas aboutir ou n'aboutir qu'à une pénalité insignifiante? et que penser d'une législation qui est im-
puissante contre de tels abus?

# XIII

Je ne parlerai que pour mémoire des parfumeurs et des distillateurs. Tout le monde sait depuis le savant rapport de **M.** le professeur agrégé Réveil, que la parfumerie vend sous des noms plus ou moins vrais, mais toujours pompeux, une foule de médicaments dangereux à plus d'un titre.

Quant aux distillateurs, il ne font pas un secret de la préparation et de la vente des élixirs de longue vie, de Garus, des alcoolats de mélisse, de vulnéraire, etc., etc.

De récents arrêts sont venus, en outre, légaliser la vente par des non-pharmaciens d'un grand nombre de préparations médicinales : ainsi, la pâte de Regnault, le sirop de Flon (cour de Dijon, 17 et 18 août 1853, et 12 juillet 1854), le sirop de Lamouroux, les pastilles de Calabre, de Vichy, le Paraguay-Roux, les pommades contre les engelures, le papier d'Albespeyre, etc., etc., ne sont pas considérés comme médicaments, et peuvent être vendus par tous impunément.

Pour peu que dure encore la législation actuelle, le pharmacien sera le seul qui ne vendra point de médicaments.

## XIV

L'art. 32 de la loi de germinal prescrit aux pharmaciens de ne vendre ou débiter des préparations médicinales quelconques que sur l'ordonnance d'un médecin; il leur interdit la vente des remèdes secrets, et les oblige à se conformer, dans leurs préparations, aux formules du codex officiel. Il leur interdit, en outre, d'exercer dans leur officine aucun autre commerce que celui des substances médicinales.

Aucune de ces dispositions, à l'exception de celle qui concerne les remèdes secrets, n'est de création

nouvelle. La première est tirée de l'arrêt du Parlement de 1748 ; il en est de même de la troisième.
Quant à la quatrième, elle reproduit en partie les
dispositions de l'art. 4 de la déclaration de 1777.

Or, si nous démontrons que toutes les lois an-
térieures à 1791, concernant la police de la pharmacie, sont légalement abrogées, il ressortira cette
singulière conséquence de notre art. 32 : c'est
qu'aucune pénalité ne peut atteindre le pharmacien
contrevenant à ces prescriptions.

Ici, laissons parler les jurisconsultes, et notamment M. Laterrade, dont le nom a tant d'autorité
dans cette matière :

« Les matières réglées par l'arrêt du Parlement
de Paris, du 23 juillet 1748, sont relatives :

» 1° Au dispensaire ou formulaire pharmaceutique, dont les pharmaciens sont tenus d'observer
les formules dans la composition de leurs médicaments officinaux ; 2° à la défense qui leur est faite
de délivrer des médicaments sans ordonnance
préalable des médecins. Or, ces deux objets étant
réglés par l'art. 32 de la loi du 21 germinal an XI,
on doit en conclure que le présent arrêt de 1748

et les différentes dispositions qu'il renferme ont cessé d'avoir force de loi.

« Cette conséquence découle, et de l'autorité d'un arrêt de la Cour de cassation, du 14 pluviôse an VII, qui a décidé « que les tribunaux ne pouvaient » substituer les peines énoncées dans les anciens » arrêts de règlement des ci-devant parlements à » celles portées par loi du 28 novembre 1791 », et de la loi du 17 avril 1791, relative à l'exercice de la pharmacie, qui décide que les anciens règlements « ne demeureront en vigueur que jusqu'à ce » qu'il y ait été statué définitivement. » Or, l'article 32 de la loi de germinal a bien définitivement statué sur les deux obligations qui font l'objet du présent arrêt. Aussi l'abrogation de cet arrêt a-t-elle été consacrée par un arrêt spécial de la Cour de cassation, à la date du 28 juillet 1828 (affaire Esparbié).

La Cour, vu l'art. 32 de la loi du 21 germinal an XI, qui défend aux pharmaciens de faire dans leurs officines aucun autre commerce ou débit que celui des drogues et préparations médicinales; l'art. 163 du Code d'instruction criminelle, qui exige que dans tout jugement de condamnation les termes de la loi appliquée soient insérés à peine de nullité ; l'art. 4 du Code pénal qui dispose que nulle contravention, nul délit, nul crime ne peuvent être punis de peines qui ne sont pas prononcées par la loi ;

Attendu que l'art. 32 de la loi du 21 germinal an XI, en faisant aux pharmaciens les inhibitions qui y sont contenues, n'a déterminé aucune peine à leur infraction ; Attendu, que dans l'espèce, quoique la contravention ait été déclarée constante, le jugement attaqué, en ne prononçant aucune peine, n'a violé aucune loi ; — la Cour rejette, etc., etc.

« Or, la contravention dont il s'agissait dans cette circonstance était prévue et punie par la déclaration de 1777 ; et les autres prohibitions du même article étant également, ainsi qu'on l'a vu plus haut, prévues et punies par les anciennes lois, ce qui, certes, eût entraîné la cassation du jugement du tribunal de Lavaur, pour fausse application de l'art. 32, et violation de ces anciens arrêtés, s'ils eussent été encore en vigueur, il faut bien reconnaître que l'arrêt, en déclarant 1° que l'art. 32 n'avait déterminé aucune peine applicable à l'infraction des inhibitions qu'il contient, et 2° que le tribunal, tout en déclarant le fait constant et en ne prononçant aucune peine, n'avait violé aucune loi, il faut bien reconnaître, disons-nous, que la Cour de cassation a, par cela même, consacré qu'aucune des contraventions prévues par le même article ne pouvait être désormais passible d'une peine quelconque.

La Cour royale de Paris a consacré le même principe dans son arrêt du 25 décembre 1831. » (LA-TERRADE, *Code expliqué des pharmaciens*, pages 17 et 185).

MM. Briand et Chaudé, qui réunissent par leur association la science du médecin et celle du jurisconsulte, se rallient complétement à l'opinion du savant avocat.

» Les pharmaciens, disent-ils à la page 889 de leur *Manuel de médecine légale*, les pharmaciens doivent se conformer, pour les préparations et compositions qu'ils tiennent dans leurs officinés, aux formules du codex. L'arrêt du parlement du 23 juillet 1748, en leur défendant de délivrer des médicaments sans ordonnance, leur enjoint aussi sous la même peine de 500 livres d'amende, de se conformer au formulaire. Il n'y aurait pas plus de doute sur l'abrogation de cette seconde partie de l'arrêt du parlement que sur la première, si l'ordonnance royale du 8 août 1816, sur la publication du nouveau codex, ne déclarait que les pharmaciens qui négligeraient de se pourvoir d'un exemplaire et de s'y conformer dans la préparation *seraient soumis à une amende de 500 fr., conformément à l'arrêt du parlement de Paris, du 23 juillet* 1748. Mais l'ordonnance du 8 août 1816, rendue en exécution de l'art. 32 de la loi de germinal, qui ne renferme aucune pénalité, n'a pu valablement exhumer l'arrêt de 1748, pas plus qu'elle ne pouvait créer une peine non exprimée dans la loi, puisque les ordonnances n'ont de force qu'autant qu'elles sont rendues en conformité des lois existantes et pour assurer leur exécution, et qu'elles ne peuvent, en aucun cas, même pour les peines les plus minimes, suppléer au silence de la loi.

» Des deux prescriptions contenues en l'art. 2 de cette ordonnance, celle de se pourvoir du Codex peut donc être considérée comme non avenue ; celle de s'y conformer pour la préparation des médicaments est obligatoire ; puisqu'elle est conforme au texte de l'art. 32 ; mais son inexécution ne pourrait entraîner aucune condamnation. Ainsi jugé par la Cour d'Agen, le 18 février 1850. »

A ces autorités viennent s'ajouter de nombreux arrêts. Pour ne pas fatiguer le lecteur, nous rapporterons seulement ceux relatifs à l'affaire Maugras.

M. Maugras, pharmacien à Château-Thierry, était prévenu d'avoir vendu de l'acétate de plomb, ce qui, aux yeux du ministère public, constituait une double contravention ;

1° Vente d'un poison sans avoir inscrit le nom de l'acheteur ;

2° Vente de médicaments sans ordonnance de médecin.

Mais le tribunal de Château-Thierry :

Attendu que l'art. 32 de la loi de germinal, qui prescrit aux pharmaciens de ne livrer et débiter des préparations médinales ou drogues composées quelconques que sur ordonnance de médecin, ne déterminant aucune peine applicable à l'infraction de ces dispositions, les tribunaux ne doivent en prononcer aucune ; — attendu qu'on ne peut appliquer à ce cas, ni l'arrêt de règlement du parlement de Paris, 23 juillet 1748, qui prononce pour ce fait une peine de 500 livres d'amende, mais qui a été implicitement abrogé par la loi de germinal an XI ; ni l'art. 36 de cette dernière loi, combiné avec la loi du 29 pluviôse an XIII, qui punit d'une amende de 25 à 600 fr. la vente de médicaments par des personnes non revêtues d'un caractère officiel, renvoie des fins de la plainte.

**Poursuivi de nouveau par le procureur du roi, le tribunal de Laon confirma le jugement. La question fut alors portée, par le ministère public, devant la Cour de cassation (26 mai 1837);**

Attendu qu'en jugeant qu'aucune disposition pénale n'était applicable, dans l'espèce, au prévenu, et, par suite, aucune condamnation de dépens à prononcer contre lui pour infraction à la prohibition faite aux pharmaciens de livrer sans ordonnance des hommes de l'art des préparations médicinales ou drogues composées quelconques, le jugement attaqué n'a violé aucune loi ; qu'en effet l'art. 26 de l'édit de mars 1707, n'était pas applicable aux pharmaciens ; que l'arrêt du parlement de Paris du 23 juillet

1748, dans l'application qu'il a faite des peines de l'amende dudit art. 26 aux pharmaciens des villes et banlieues de Paris, provisoirement maintenu par la loi transitoire du 14 avril 1791, a été implicitement abrogé par l'art. 32 de la loi de germinal qui a de nouveau statué sur la matière, ainsi qu'il résulte de l'art. 484 du Code pénal ; que la sanction de la prohibition contenue dans l'art. 32 de ladite loi ne se trouve pas dans l'art. 36 de la même loi, ni dans la loi du 29 pluviôse an XIII, parce que cet art. 36 ne s'applique pas au débit au poids médicinal, fait par les officiers préposés à cet effet, mais à ceux seulement qui n'en ont pas reçu la mission de la loi, par ce motif, rejette.

Avec de telles autorités, le doute ne paraîtrait donc plus permis. Cependant l'opinion contraire est soutenue très-énergiquement par M. Pellault : « Le législateur de germinal, dit-il dans son *Code des pharmaciens*, page 215, en renvoyant, art. 29, aux lois et règlements antérieurs, n'a eu évidemment en vue que les lois, ordonnances et règlements portés par les rois ou le parlement de Paris. Toute autre interprétation entraînerait des conséquences impossibles.

» Il faut donc tenir pour constant que la sanction pénale de l'art. 32 de la loi de germinal se trouve dans l'art. 6 de l'arrêt du parlement de Paris de 1748. C'est ainsi, du reste, que la Cour de Paris l'a jugé le 18 septembre 1834 (affaire Coquille). La non-abrogation de l'arrêt de 1748 est positivement proclamée.

» Un jugement du tribunal de la Seine, du 5 mars 1846, a fait également application de l'ordonnance de 1816. Ce jugement, fortement motivé, n'a pas été frappé d'appel. »

*Et nunc... intelligite. Erudimini, qui judicatis terram !*

## XV

La deuxième prohibition, celle de vendre des remèdes secrets, manque également de sanction pénale, et nous avons vu que, dans aucun cas, les tribunaux ne peuvent en infliger aucune.

« L'annonce d'un remède secret par toute personne, pharmacien ou non, est réprimée par l'article 36 de la loi de pluviôse; mais la vente d'un remède secret par un pharmacien échappe à *toute peine*. Il en résulte cette singulière conséquence que les pharmaciens sont affranchis de pénalité pour des faits punis chez toutes les autres personnes, et qu'ils peuvent vendre des remèdes secrets qu'ils ne peuvent annoncer.

» Cette bizarrerie ne doit pas faire hésiter : nous avons déjà rencontré bien d'autres lacunes, et il n'est pas permis de combler celle-ci. On ne saurait admettre que l'art. 36, punissant l'annonce, punît, à plus forte raison, la vente. Ajoutons encore que cette vente, faite par des pharmaciens sous leur responsabilité civile, présente en fait moins de danger que lorsqu'elle a lieu par des personnes étrangères à l'art pharmaceutique et n'offrant aucune garantie; que, sous ce rapport aussi, la vente faite par un pharmacien a peut-être moins d'inconvénients qu'une annonce livrée au public et allant partout donner à ce remède une célébrité de commande.

» La Cour de cassation, cependant, assimile la vente par les pharmaciens à l'annonce, et la circulaire ministérielle du 2 novembre 1850 place aussi ces deux faits sur la même ligne; mais cette circulaire ne peut avoir d'autre force que d'indiquer l'opinion du ministre (M. Dumas), et de nombreuses décisions judiciaires repoussent toute assimilation. (Voir Paris, 9 mars 1844, aff. Trablit ; — Paris, 13 juillet 1844, aff. Blancard et Dehaut ; confirmée en cassation, 15 novembre 1844 ;—Paris, 24 décembre 1831 et 1er décembre 1842 ; — Montpellier, 11 avril 1837, etc., etc...) » (BRIAND et CHAUDÉ, *Manuel de médecine légale*, p. 919). »

La Cour de cassation, cependant, dans plusieurs arrêts, et notamment 16 décembre 1836 et 20 janvier 1855, a admis la doctrine contraire ; c'est-à-dire que l'art. 36 et la loi du 29 pluviôse punissaient la vente comme l'annonce des remèdes secrets.

Il est donc permis, là encore, d'interpréter la loi de différentes façons.

## XVI

Nous abordons enfin la question si brûlante des spécialités, véritable pomme de discorde qui pénètre d'une si sainte horreur une partie de nos confrères,

Et d'abord, qu'est-ce qu'un remède secret?

Ici nous laissons encore la parole à M. Laterrade :

« On pourrait définir le remède secret : toute panacée nouvelle, tout nouveau spécifique entrant au corps humain en forme de médicaments, dont le nom n'exprime point suffisamment la nature ou la composition, et dont la formule n'a point été publiée, que l'inventeur ait obtenu ou non du gouvernement la permission de l'exploiter.

» Cette définition, en effet, nous paraît la seule qui soit explicitement en harmonie avec le texte et l'esprit de nos lois.

» Avec le texte d'abord ; car on voit, dans l'art. 36 de la loi de germinal, que la loi prohibe l'annonce des remèdes recrets. Or, un remède dont l'inventeur a légalement publié et sans restriction aucune la recette, soit dans les journaux de pharmacie, soit dans les pharmacopées accréditées en France, un remède déjà publié, même dans les pharmacopées étrangères, et qui, par ces motifs, est tombé dans le domaine public, ce remède, quoi qu'on dise, a cessé d'être un remède secret.  .  .  .  .  .  .  .

.  .  .  .  .  .  .  .  .  .  .  .  .  .  .  .  .  .  .  .

» L'esprit de la loi vient, à son tour, favoriser cette définition. Ce qu'elle veut prévenir, en effet, c'est le danger attaché à ces spécifiques mystérieux, à ces prétendues découvertes de la science, qui ne sont le plus souvent que le produit du charlatanisme. Mais, que ces médicaments soient livrés à la publicité ; que leurs auteurs en divulguent la recette ; qu'ils en vantent, si bon leur semble, les merveilleuses propriétés, vingt clameurs à la fois s'élèveront pour démasquer la fraude, et la réprobation publique en fera bonne et prompte justice.

» Que si, au contraire, l'auteur d'une découverte vrai-

ment utile à l'humanité veut doter son pays de cette nouvelle conquête de la science ; si, préalablement, il en
soumet la composition à la critique éclairée des écoles
de médecine, des journaux scientifiques ; s'il appelle leur
investigation, leurs conseils ; si l'approbation publique
vient récompenser son labeur ; et si, enfin, jaloux d'appeler ses concitoyens à participer au bienfait de sa découverte, il se hasarde à la proclamer, qui oserait soutenir qu'il est entré dans la pensée du législateur d'attacher à ce remède, ainsi publié à l'avance, les peines qu'il
a réservées au seul remède secret, c'est-à-dire à celui
dont la composition est demeurée secrète ? » (M. LATER-
RADE, *Code expliqué des pharmaciens*, p. 265.)

Le *Journal de chimie médicale*, rédigé, comme
on le sait, par un de nos plus savants professeurs;
exprimait la même opinion dans le numéro d'oc-
tobre 1830.

« Le *Dictionnaire de l'Académie* dit qu'une chose secrète
*est une chose peu connue ;* or, une chose ostensiblement appelée par son nom ne peut être réputée peu connue. Un
nom, lorsqu'il est le seul que la chose ait reçue, lorsqu'il
ne s'applique qu'à cette chose, ou lorsqu'il donne une
idée exacte, complète de la nature ou de la composition
d'une chose, détruit pour elle la qualité de secrète. Si le

*quinquina* nous était apporté aujourd'hui pour la première fois du Pérou, sous le nom de quinquina, il est
évident que ce nom, ne s'appliquant qu'à cette seule
écorce, et ne pouvant en désigner une autre, nul ne serait accusé d'annoncer un remède secret en annonçant du
*quinquina.* Le sirop de quinquina, le vin de quinquina,
ne seraient pas davantage des remèdes secrets, car ces
noms ne laissent aucun doute sur la nature de l'objet auquel ils sont appliqués ; ils expriment complétement sa
nature et sa composition. Ce raisonnement nous paraît à
l'abri de toute contestation ; il faut donc ajouter dans la
série des remèdes non secrets les remèdes dont le *nom
indique complétement la nature ou la composition.* »

---

# XVII

Aux yeux de tous les hommes de bonne foi, ne serait-elle pas excessive l'interprétation qui consisterait à appeler *secret* un médicament dont le nom indiquerait clairement la composition ?

Je crée une modification, une amélioration d'un médicament inscrit au codex ; je fais, tout en respectant les doses officielles, un laudanum solide, par exemple, plus agréable à prendre, plus facile à doser, d'une conservation plus certaine ; je fais connaître aux hommes de l'art, par des circulaires spéciales, mon perfectionnement et ses avantages ;

je mets le médecin à même de juger mon produit en connaissance de cause, et vous voudriez que je fusse puni comme fabricant un remède secret !

Mais ne voyez-vous pas qu'en interprétant la loi d'une façon aussi étroite, aussi terre à terre, vous annihilez complétement toute idée de progrès en pharmacie ; vous faites descendre le pharmacien au niveau de l'épicier ; vous ôtez au pharmacien la qualité de savant que la loi a voulu lui conserver ?

Mais alors soyez conséquents : à quoi bon tant d'études, tant de manipulations pour exécuter servilement des formules dont le codex lui-même donne jusqu'au *modus faciendi* inviolable? Pas n'est besoin de faire huit ans de latinité et trois ans de cours sérieux ; un apprentissage et un peu de pratique suffiront certainement.

Vous donnez aux médecins, qui ne sont, après tout, que nos égaux en instruction et en honorabilité, le droit de prescrire ce que bon leur semblera, sous leur propre responsabilité ; pourquoi ne serions-nous pas traités de la même façon ?

Pour nous, pas de moyen terme : ou donnez-nous la latitude qu'a le médecin, ou supprimez toutes nos conditions de scolarité, en conservant seulement le stage pratique. De cette manière seulement la loi sera équitable pour tous.

---

# XVIII

Pourquoi ferait-on du pharmacien un être fatalement condamné à l'immobilité? Semblable à je ne sais plus quel prêtre de l'Inde, sa vie entière devrait être consacrée à l'adoration perpétuelle du dieu infaillible et immuable qu'on appelle *Codex*.

Tout marche autour de lui; demain détruit ce qu'aujourd'hui vit naître, et les nouveautés d'hier sont des vieilleries aujourd'hui. Qu'importe! le Codex suffit à tous ses besoins.

Quand tout le monde, autour de lui, court à toute vapeur, le pharmacien, lui, rigide observa-

teur de la tradition, ira bravement en patache :
— Galien le veut ainsi.

Qu'importe qu'il appartienne à ce brillant dix-
neuvième siècle, qui a inventé les chemins de fer,
la télégraphie électrique, la photographie et mille
autres choses plus étonnantes encore ; — de par la
loi il lui est interdit de se joindre à ce grand cou-
rant de découvertes.

Les auteurs du Codex ont prévu tout cela ; leur
œuvre est vraie dans toutes ses parties ; hors de là,
point de salut.

*Allah! il n'y a pas d'autre Dieu que Dieu, et le*
Codex *est son prophète ! ! !...*

---

# XIX

Tous les trente ou quarante ans peut-être, l'Aréopage officiel s'assemblera et modifiera l'œuvre dans quelques-unes de ses parties. Force sera bien d'y admettre quelques éléments nouveaux ; mais combien timides seront ces innovations !

Or, pendant l'intervalle qui sépare une édition du Codex de la suivante, quelle sera la position de l'inventeur sérieux ?

Ou il exploitera son produit à ses risques et périls, et alors, gare aux rigueurs du parquet[1]. Ou

1. A ce propos, nous rappellerons que Soubeiran eût pu être poursuiv comme fabricant un remède secret, s'il se fût avisé de rechercher, en

bien il sollicitera l'approbation de l'Académie de médecine, instituée juge suprême en cette matière, par le décret du 3 mai 1850.

Nous ne voudrions diminuer en rien le respect dû à cette savante compagnie ; cependant il nous est impossible de ne pas constater combien nos Immortels sont avares de leurs suffrages.

Depuis 1837, année de la publication du Codex actuel, on est frappé du petit nombre d'approbations accordées. Et cependant, à qui persuadera-t-on que pendant les trente ans qui viennent de s'écouler, avec l'activité et le talent qui distinguent la pharmacie actuelle, à qui persuadera-t-on, dis-je, qu'un nombre immense de médicaments n'ont pas été créés, modifiés, perfectionnés?

C'est si vrai, que M. le procureur général Dupin lui-même, dans son réquisitoire à la Cour de cassation (*Gazette des Tribunaux*, 9 mars 1858), constatant les modifications heureuses que la phar-

---

exploitant son chloroforme, la juste rémunération de ses travaux ; car le chloroforme, découvert en 1831, ne figure pas encore au codex de 1837.

macie actuelle avait fait subir à la plupart des médicaments, s'écriait :

« La société a des obligations particulières à la
pharmacie. Elle lui doit d'avoir adouci ce que les
médicaments avaient de plus rebutant ; elle a rem-
placé par la quinine, par exemple, ces horribles
prises de quinquina en poudre ; on lui doit surtout l'abolition de ces médecines noires, répu-
gnant à la vue, à l'odorat et au goût, et qui, du
jour où l'on devait prendre médecine, faisaient un
jour néfaste pour les malades ; les remèdes actuels
n'ont plus rien de repoussant, les préparations
ont souvent même un goût agréable ; les pharmaciens ont trouvé l'art de dorer la pilule ; cela ne
nuit pas à la science, qui a seule le droit de déter-
miner les éléments dont cette pilule se compose.

L'Académie de Médecine, — si l'on en juge par
le nombre infiniment petit des approbations accordées, — ne partage pas l'opinion de M. Dupin. Pour
l'illustre compagnie, tout est pour le mieux dans
le meilleur des mondes possibles. « Le résultat de
la chasse aux diamants dans les montagnes des
Alpes, écrit M. N. Pascal dans la *Presse scientifique*

*des Deux-Mondes*, février 1864, est moins problématique que l'obtention d'un rapport à l'Académie sur un remède nouveau. »

Et puis, pourquoi ne le dirions-nous pas ? les corps savants sont tous essentiellement conservateurs. L'homme *arrivé* est porté naturellement à croire que l'on ne fera jamais mieux que ce qu'il a produit. C'est l'histoire de tous les temps, et les annales de l'humanité nous en fournissent mille preuves.

Depuis Socrate, que le conseil des Cinq-Cents d'alors empoisonna, jusqu'à Galilée, que le Saint-Office tortura parce qu'il se permettait de bouleverser la science officielle ; depuis Harvey, dont la Faculté de médecine repoussa, au dix-septième siècle, l'immortelle découverte, jusqu'à Fulton, que l'Académie des sciences, mise en demeure de se prononcer par Napoléon, au génie duquel rien n'échappait, traita de visionnaire ; toujours la science officielle repousse les idées nouvelles, quelque lumineuses quelles puissent être.

N'avons-nous pas vu de nos jours un ministre, M. Thiers, railler l'établissement du premier che-

min de fer français, prétendant qne ce ne serait
jamais qu'un joujou propre à amuser les parisiens?
et plus récemment encore, quand la sagesse de
l'Empereur a admis la liberté commerciale, n'a-
vons-nous pas entendu les plus sinistres prédictions
sur l'avenir réservé à notre industrie et à notre
commerce?

L'avenir a cependant donné raison et à l'Empereur, et à Harvey, et à Fulton.

Que faut-il conclure de là? sinon que les acadé-
mies et les commissions savantes n'ont pas la
science infuse, et que leurs jugements sont souvent frappés d'appel.

## XX

Nous ne comprenons donc pas que sur ce point la pharmacie tout entière ne soit pas unanime.

Pourquoi donc quelques-uns de nos confrères sont-ils si hostiles à la spécialité proprement dite ? en quoi sont-ils froissés ? les spécialistes donnent tous des remises qui varient entre **25** et **50** pour cent, et cela sans embarras, sans travail, sans perte d'aucune sorte : ce ne peut donc être un motif d'intérêt.

Quant à la perfection des produits, il est incontestable que les médicaments spécialisés sont tous, ou presque tous, mieux soignés que ceux que le pharmacien prépare en petit, et cela doit être.

Un produit bien fait exige une installation, un outillage, des manipulateurs spéciaux, que ne comportent pas la plupart des maisons. Eh! mon Dieu! c'est l'histoire de cette branche si importante du commerce qu'on appelle *Articles de Paris*. Pourquoi ces mille petits objets dont Paris inonde le monde entier sont-ils mieux faits, plus élégants et moins chers que partout ailleurs? C'est grâce à la division du travail; chaque ouvrier ne fait qu'une chose et la fait bien.

Il en est de même en pharmacie.

N'est-il pas évident que les épispastiques de MM. Leperdriel et Ancelin sont supérieurs à ceux que préparent, selon les besoins de leurs officines, les rares pharmaciens qui continuent à repousser ces produits? Est-il possible à un pharmacien, non pourvu d'appareils spéciaux, de préparer les pilules Blancard avec la même perfection que leur heureux inventeur? Croyez-vous que si vous ne préparez qu'une fois ou deux par an des pastilles ou des dragées, vous atteindrez à la perfection des Labélonye, des Collas et autres, qui préparent ces produits tous les jours? M. Fumouze n'est-il pas plus apte qu'aucun de nous à préparer les papiers épispastiques ou les capsules gélatineuses?

J'en dirai autant des produits de MM. Menier, Lebeault, Frère et autres, dont les produits sont estimés et connus dans le monde entier.

« Dans les arts, dans les sciences comme dans l'industrie, dit M. Fumouze, à la page 75 de son excellent livre, la spécialité est la mère du progrès. Les spécialités, ajoute-t-il plus loin, acceptées par l'expérience, ont cette précieuse qualité d'être partout les mêmes à l'œil, au goût, ce qui provient de leur fabrication en grand, par des procédés sans cesse perfectionnés, avec des matières de choix, toujours identiques. De telle sorte que le malade, le voyageur qui les achète à Paris, à Londres, à Saint-Pétersbourg, trouve le même produit sur les points les plus opposés. Ces avantages n'ont pas été sans effet dans l'esprit du corps médical, souverain juge de l'efficacité des remèdes, je ne cesserai de le répéter. » (*De la Pharmacie*, page 81.)

Ne voyons-nous pas la médecine elle-même cultiver la spécialité?

Certes, nous n'offenserons personne en prétendant que MM. de Piétra-Santa, Ossian Henry, Durand-Fardel sont plus aptes à discuter une question d'eaux minérales que MM. Velpeau, Trousseau ou Nélaton.

Dans une affection syphilitique, l'opinion de M. Ricord aura plus de poids que celle de M. Malgaigne; et s'il s'agit d'une amputation, l'illustre académicien sera appelé de préférence au savant chirurgien de l'Hôpital du Midi. MM. Civiale et Caudmont seront bons juges en matière de lithotritie, et feraient probablement de mauvais dermatologistes; s'il s'agit de sophistication, M. Chevalier sera appelé préférablement à M. Piorry.

C'est le propre de l'esprit humain de ne pouvoir tout posséder à fond; l'homme est borné dans ses forces comme dans son intelligence : vouloir tout connaître est une chimère.

---

## XXI

La spécialité est donc une condition essentielle du progrès en tout; pourquoi cependant rencontre-t-elle des adversaires aussi acharnés en pharmacie? Ici il faut distinguer.

« Il y a d'abord les satisfaits, les parvenus, qui, ainsi que le fait observer fort judicieusement M. Fumouze, voudraient conserver leur opulente immobilité quand tout marche autour d'eux; oublieux des commencements de leur carrière, auxquels ils doivent la position qu'ils occupent, ils renient toute participation au commerce, qu'ils déclarent indigne d'eux. » (*De la Pharmacie*, page 93.)

Mais il y a une autre classe d'adversaires, la plus nombreuse assurément; c'est celle des jaloux et des envieux : — les lauriers des Miltiades empêcheront toujours plus d'un Thémistocle de dormir. — C'est une infirmité de l'espèce humaine.

Cependant le champ est ouvert à tous; pourquoi n'y descendent-ils pas?

Les positions ne s'acquièrent qu'au prix de longs sacrifices et de luttes ardentes; si leur courage hésite, qu'ils ne s'en prennent qu'à eux.

Vainement objectera-t-on que le pharmacien de Paris est mieux placé que telle maison de province; les annonces des journaux scientifiques et politiques ne sont-elles pas ouvertes à quiconque les paye? La poste ne distribue-t-elle pas avec la même régularité les prospectus, qu'ils émanent de Carpentras ou de Paris? Et si le nom de Paris est pour quelque chose dans la réussite d'un produit, ne leur est-il pas loisible de dater leur produit de Paris, ou de placer leur dépôt général chez un confrère parisien? Oui, assurément.

Au demeurant, la province n'a-t-elle pas fourni un large contingent aux spécialités réussies? Certes, les produits de MM. Aubergier de Clermont-Ferrand, Fayard de Lyon, Moure de Bordeaux, Bonjean de Chambéry, Georgé d'Épinal, Fruneau de Nantes, etc., etc., répondent victorieusement à cette question.

Pourquoi leurs collègues ne les imitent-ils pas?

Nous le répétons, la carrière est ouverte à tous indistinctement, et tout produit qui réalise une amélioration, un progrès, qui, en un mot, répond à un besoin, finit toujours tôt ou tard par être connu et apprécié.

# XXII

Les spécialités tuent la pharmacie, entendons-nous répéter sur tous les tons.

Mais si les honorables confrères qui professent cette opinion réfléchissaient un peu sérieusement, il leur serait facile de se convaincre du contraire.

Nous soutenons, nous, que c'est ce qui soutient les recettes de la pharmacie, et que si, par impossible, vous obteniez la suppression radicale de la spécialité, entourés comme vous l'êtes d'une multitude d'industriels qui vivent à vos dépens, et ne possédant plus que le produit des ordonnances, il ne vous resterait plus qu'à fermer boutique.

Mais pour en finir avec cette accusation erronée, descendons à quelques détails. Plus le nombre des spécialistes sera grand, plus la vente des spécialités sera considérable; l'une ne détruit pas l'autre; elle augmente son débit, au contraire.

Quand M. Lamouroux composa son sirop, la vente des préparations pectorales fut-elle diminuée dans les pharmacies? Non, certainement. Le sirop de Briant ne tarda pas à se répandre; la vente chez M. Lamouroux ne diminua nullement. Vinrent en-suite MM. Aubergier et Flon, qui bientôt comp-tèrent par centaines de mille les flacons vendus; peu après, M. Menier répandit l'usage du sirop de Berthé, qui prit bientôt place au rang des spécia-lités les plus fructueuses. Croyez-vous que la vente de MM. Lamouroux, Briant, Aubergier, etc., etc., ait subi la moindre baisse? Pas le moins du monde.

Si nous passons aux nombreuses préparations de quinquina, nous trouvons un argument de plus en faveur de notre raisonnement.

MM. Seguin, Lebeault, Labat-Abbadie, pour ne parler que de ceux-là, préparent tous du vin de quinquina; le succès de l'un n'empêche pas les deux autres de voir leurs recettes augmenter chaque jour. (Nous sommes en position, à cet égard, de garantir la vérité de ce que nous avançons.)

Est-ce à dire pour cela que la vente du vin de quinquina ordinaire ait diminué dans nos officines? Nullement : tel pharmacien qui en délivrait vingt bouteilles par mois, il y a quelques années, en vend trente aujourd'hui.

Avant que les pilules Vallet ne fussent connues, vous vendiez trente grammes de limaille de fer, médicament qui durait un mois au moins et qui ne vous donnait en définitive que 40 ou 50 centimes de bénéfice; si vous vendez un demi-flacon de ces pilules, il ne durera que huit jours, et vous donnera dans le même laps de temps 2 fr. de bénéfice; vous y trouvez votre avantage d'une part, et le client, lui, loin de s'en plaindre, sera enchanté de la facilité qu'il trouvera à prendre ce nouveau médicament.

Je ne me prononce pas et n'ai pas à me prononcer, on le comprend, sur le plus ou moins de valeur intrinsèque de ces divers produits; je n'examine leur importance qu'au point de vue commercial.

Si nous parlions des purgatifs, nous trouverions des arguments plus puissants encore ; mais ici, une certaine réserve nous est imposée, ne voulant rien dire qui, de près ou de loin, ressemble à une réclame personnelle. Si, au lieu de formuler 45 gr. de sulfate de magnésie ou d'huile de ricin, le médecin prescrit une limonade au citrate de magnésie ou un flacon d'élixir anti-glaireux, vous auriez, il me semble, mauvaise grâce à vous en plaindre.

Finissons-en donc avec ces récriminations futiles, et acceptons franchement ce qu'il ne saurait être d'ailleurs en notre pouvoir d'empêcher.

## XXIII

Ce qui précède nous amène naturellement à parler des annonces, et ici encore, grand sujet d'émoi, d'horripilation, devrais-je dire, pour quelques pharmaciens.

Quoi de plus simple cependant que, propriétaire d'un remède que je crois bon, je le fasse connaître *urbi et orbi?* Où est le mal et en quoi cela intéresse-t-il tant la dignité professionnelle?

Pour me concilier quelques puritains, je passerais volontiers condamnation sur les annonces des journaux politiques; je reconnais qu'il y a peut-être là un abus, et que le gouvernement a le droit, dans certains cas, de protéger la crédulité populaire ainsi que la morale publique contre certaines réclames, par trop mensongères, sinon absurdes ; mais je demande grâce pour les annonces des journaux scientifiques ou professionnels.

Là, pas d'inconvénients de la nature de ceux dont nous venons de parler. Vous vous adressez ici à un public spécial, intelligent, parfaitement à même de vous juger, qui connaît, qu'on me passe le mot, toutes les ficelles du métier, et que les phrases pompeuses émeuvent médiocrement. Où est donc le danger?

Ou vous présentez un produit utile, sérieux, et le médecin et vos confrères, mis en demeure, vérifieront votre véracité ; ou vous prônez une panacée stupide, et alors vous en serez pour des frais faits en pure perte.

Nous réclamons donc un bill d'indemnité pour l'annonce spéciale, à laquelle nous voyons de grands avantages sans le moindre inconvénient.

Quant à l'annonce loyale faite par les journaux politiques, nous ne voyons pas trop ce que la pharmacie aurait à gagner à sa suppression ; nous pensons, au contraire, qu'elle y perdrait une précieuse ressource, et que là, comme partout, la liberté est la meilleure des réglementations, même avec les abus qui en sont inséparables.

Nous sommes heureux de pouvoir citer à cet égard M. Labélonye : « Comme vous, monsieur le rédacteur, j'ai proclamé en toute circonstance, que l'annonce médicale, s'adressant aux médecins, ne pouvait avoir que des avantages sans aucun inconvénient, en permettant aux hommes d'intelligence et de travail de faire connaître le résultat de leurs découvertes à ceux qui sont parfaitement en position d'en apprécier les avantages. . . . . . . . . . . Quant à l'annonce publique, qu'à mon avis on ne pourrait empêcher sans porter une grave atteinte à la liberté de la presse, j'ai cherché à en réprimer les écarts. » (LABÉLONYE, lettre au journal *le Scalpel belge,* 19 décembre 1863.)

## XXIV

Par l'exposé succinct que nous venons de faire de quelques parties de la législation pharmaceutique, il ressort clairement, ce me semble, que nous avions raison de dire en commençant, que cette législation était amphibologique dans plusieurs de ses dispositions, et vicieuse dans un grand nombre d'autres.

Nous le répétons, elle fut un bienfait pour l'époque de réparation qui la vit naître; mais il n'entre dans l'esprit de personne, j'imagine, d'en faire le *nec plus ultrà* éternel du progrès.

Pour le peuple le plus changeant de la terre, on conviendra qu'une législation dont les dispositions principales remontent à Louis XIII mérite bien quelques changements, et qu'on peut, sans être taxé d'impatience ou de témérité, demander qu'on l'adapte aux besoins de la société actuelle.

Et puisqu'une bouche auguste a proclamé elle-même que les constitutions, — chose bien autrement importante, — étaient sans cesse perfectibles, est-ce trop faire que de solliciter du législateur une loi en harmonie avec les mœurs, les idées et les besoins de notre époque?

Tout change en ce monde ; la Révolution nous a donné de nouveaux droits et de nouveaux devoirs. Pourquoi n'userions-nous pas des premiers pour demander la modification des seconds?

En soumettant à qui de droit nos doléances, ne nous incombe-t-il pas l'obligation d'exposer nos désirs et nos vœux? C'est ce que nous faisons aujourd'hui. — *Aide-toi, le ciel t'aidera.*

C'est pourquoi, nous le disons hardiment, au risque de creuser davantage le sillon qui sépare les pharmaciens, et de nous créer d'irréconciliables adversaires parmi des collègues et des maîtres avec lesquels nous avons vécu en communauté d'idées jusqu'à présent, — nous demandons énergiquement la liberté de la pharmacie, *sous la garantie du diplôme.*

Eh quoi! autour de nous toutes les barrières qui séparaient les peuples jusqu'alors tombent pour ne plus se relever; tous les monopoles disparaissent, toutes les industries, autrefois réglementées, deviennent libres; la liberté est accordée aux théâtres; la boulangerie et la boucherie, ces deux sources essentielles de l'alimentation publique, rentrent dans le droit commun; la vente des eaux minérales va être licite pour tous, et nous seuls resterions parqués dans les règlements d'un autre âge, soumis à une législation qui annihile tout effort intellectuel, toute initiative privée! Parias du dix-neuvième siècle, nous verrions de loin ce grand mouvement de toutes les intelligences, et nous ne pourrions nous y joindre! Nous seuls resterions en suspicion légitime, quand tout s'anime et grandit sous le souffle puissant de la liberté!

Cela ne peut être, et nous attendons avec confiance la décision prochaine de l'autorité.

Les lisières ne conviennent qu'à l'enfance, et, Dieu merci! la pharmacie est passée à l'état adulte; elle ne demande pour vivre que le droit commun et un peu de place au soleil.

## XXV

Donc, pas de demi-mesure : ou la liberté pleine et entière avec le diplôme, ou la limitation comme en Allemagne.

Quant à cette dernière proposition, nous dirons tout de suite que nous voyons de grandes difficultés à son adoption.

D'abord, ce n'est pas quand il a été plusieurs fois question déjà du rachat des offices ministériels, qu'on aurait quelque chance de voir s'établir une nouvelle corporation. Et puis, ce serait un anachronisme; soixante-dix ans déjà nous séparent des maîtrises et jurandes ; c'est assez dire qu'il est bien difficile de les exhumer du cercueil où elles dorment depuis la nuit du 4 août 1789.

L'Allemagne tout entière nous montre cependant la pharmacie florissante et respectée, et la santé publique ne paraît pas se trouver trop mal de cet état de choses.

Mais ce qui est possible là-bas avec le caractère froid et résolu des Allemands, l'est-il chez nous? Je n'oserais le soutenir.

Ne verrions-nous pas, au contraire, se développer dans une proportion énorme les empiétements cachés d'une multitude d'industriels? Nous y gagnerions peut-être en dignité, mais n'abdiquerions-nous pas notre indépendance, et plus encore notre initiative personnelle[1]?

Deux dispositions nous paraissent cependant, quoi qu'il arrive, devoir être empruntées à la pharmacie allemande :

---

1. Nous engageons vivement ceux de nos confrères qui voudraient se faire une juste idée de l'état de la pharmacie en Allemagne, à lire l'excellent travail qu'a publié M. Bussy, dans le *Répertoire de pharmacie*, de février et mars 1853.

1° L'établissement de chambres syndicales ;

2° L'examen conférant aux élèves un diplôme d'aide-pharmacien.

La première de ces mesures nous paraît un corollaire indispensable de toute législation future, soit qu'on adopte le système allemand, soit qu'on rende la pharmacie libre, soit même qu'on conserve la loi actuelle.

Un syndicat élu par les pharmaciens de chaque département nous paraîtrait devoir rendre de grands services pour juger en premier ressort les contestations qui peuvent s'élever entre les pharmaciens, ou entre ceux-ci et le public.

Ne voyons-nous pas fonctionner ces chambres ou conseils chez les avocats, avoués, notaires, etc.? Et tout le monde conviendra qu'elles n'ont pas peu contribué au maintien d'une bonne confraternité.

L'institution d'un diplôme, conférant aux élèves, après leur apprentissage, le grade d'aide-pharmacien, nous paraît devoir être approuvée par tous. Quoi de plus rationnel, en effet, que d'exiger des élèves, appelés à nous suppléer, des garanties officielles de savoir ?

Si nous insistons sur ce point, c'est que nous voulons qu'en l'absence du patron, l'élève *reçu* soit le représentant légal de ce dernier, et que l'autorité ne puisse, dans aucun cas, faire fermer une officine dont le titulaire est momentanément éloigné, comme dans l'affaire Salaville. Le pharmacien restera civilement responsable, cela s'entend ; mais ses absences seront légales et la clef de l'armoire aux poisons pourra être ailleurs que dans sa poche, si tant est que l'on conserve cette disposition surannée et impraticable [1].

Nous pourrions nous étendre beaucoup plus longuement sur les avantages très-grands qu'aurait l'adoption de cette mesure ; mais nous dépas-

1. Le 30 novembre dernier, un banquet réunissait les membres de la Société de Prévoyance des pharmaciens de la Seine. Nous étions là, cent à cent-cinquante. Il ne vint à l'esprit de personne de faire observer que nous étions tous là au mépris de la loi, car bien certainement, pas un de nous n'avait dans sa poche la clef de l'armoire fatale. Un commissaire de police pouvait donc, rigoureusement, faire fermer nos officines, ou tout au moins dresser procès-verbal sur la présence de ladite clef.

Vous exagérez, va-t-on me dire ; oui, sans doute, car je reconnais sans peine que l'autorité ne déploie jamais de sévérité aussi intempestive, à Paris surtout ; mais dans telle petite ville de province, certaines mésintelligences ne pourraient-elles pas amener de très-sérieux désagréments à des pharmaciens très-honorables ?

serions les limites que nous nous sommes imposées ; et puis nous n'écrivons que pour nos confrères. Ce peu de mots suffit pour appeler leur attention.

C'est aux puissants de notre profession à faire
entendre des voix plus autorisées et à réclamer du
pouvoir tout ce qui peut améliorer et grandir la
pharmacie.

La limitation allemande, ce beau rêve de quelques-uns, me paraît donc devoir rester la propriété exclusive de nos voisins d'outre-Rhin, dont
le caractère, le tempérament, les mœurs, sont
parfaitement en rapport avec cet état de choses.
L'Allemand n'a pas ce besoin de liberté, cette an-
tipathie pour toute espèce de caste, qui nous carac-
térisent à un si haut degré.

Le Français est essentiellement ami de l'égalité,
qu'il préfère même à la liberté. Aussi se figure-t-on
les clameurs qu'amènerait l'établissement d'une
nouvelle corporation, corporation privilégiée, en-
nemie par essence de toute innovation, et dont le
public serait obligé, en définitive, de subir la loi !

Le gouvernement a bien assez à faire déjà de

maintenir le peu qui en reste, sans vouloir assumer sur lui un plus lourd fardeau.

N'y pensons donc pas. Cependant, à défaut de la liberté que nous réclamons, nous préférerions cent fois le système allemand à la législation qui nous régit aujourd'hui.

---

## XXVI

Avec la liberté de la pharmacie (la garantie du diplôme toujours sous-entendue), aucun de ces inconvénients; le public y trouvera son avantage, et le pharmacien verra certainement sa position s'améliorer.

Je ferai ressortir tout à l'heure les bienfaits de la liberté pharmaceutique pour le public; pour le moment, je ne veux examiner la question qu'au point de vue du pharmacien.

Et d'abord, que peut y perdre le pharmacien?

Je le demande à tout homme de bonne foi, est-il possible de voir une profession dans une position plus précaire que la nôtre?

Si l'on en excepte une centaine sur les quatre cent cinquante ou cinq cents pharmacies établies dans le département de la Seine, les trois quarts des autres font-elles un chiffre d'affaires en rapport avec leurs besoins, en rapport surtout avec les sacrifices de toute sorte faits par leurs propriétaires pour acquérir ces décevantes positions?

Je réponds hardiment : non.

Pour la grande masse du public, le pharmacien vend horriblement cher, il réalise des bénéfices de 3 à 400 0/0; aussi ne vient-on acheter chez lui que ce que l'on ne peut pas se procurer ailleurs ; l'épicier et l'herboriste vendant le sulfate de magnésie, la manne, le séné, etc., etc., meilleur marché que le pharmacien, il est clair que celui-ci n'en vendra pas.

Le public a parfaitement le droit d'acheter au mieux de ses intérêts. Produire beaucoup et au meilleur marché possible, c'est la devise des sociétés modernes; et ce serait prendre la vie à contre-sens que de chercher à combattre cette tendance.

Mais alors, laissez-nous attirer le public dans nos officines ; laissez-nous adjoindre à nos médicaments telle branche de commerce qu'il nous conviendra.

Somme toute, la pharmacie est-elle classée au nombre des professions où l'on arrive rapidement à la fortune?

Pour le public, oui ; pour l'homme qui observe, non.

Qu'ils sont rares ces élus du sort qu'on voit, jeunes encore, se retirer de la lutte! Que des voix plus autorisées s'élèvent et nous disent si, dans leur longue carrière, ils ont connu beaucoup de confrères qui se soient retirés de la brèche de longues années avant l'heure fatale? Ne connaissons-nous pas tous, au contraire, une foule de praticiens honorables, blanchis sous le harnais, pour lesquels l'heure du repos a depuis longtemps sonné, et que l'exiguité de leurs revenus condamne à un labeur sans fin?

A Paris, par exemple, n'est-il pas notoire que les bouchers, boulangers, marchands de vin, et, dans un ordre plus élevé, les avoués, notaires, huissiers cèdent leurs fonds ou études à un âge où le pharmacien est dans l'impossibilité de songer à la retraite? J'en appelle aux relations de mes confrères.

Cependant, à tous égards, le pharmacien mérite, autant que les professions que nous venons de citer, de trouver une juste rémunération de ses travaux.

Au point de vue de la garantie scientifique, par exemple, il est incontestable que dans aucun temps le corps pharmaceutique n'a présenté une aussi grande somme d'instruction, soit théorique, soit pratique. Le diplôme de bachelier ès-sciences pour la première classe, et le certificat de grammaire pour les aspirants au deuxième degré, annoncent des connaissances littéraires suffisantes pour répondre à tous les besoins. Six ans de stage pratique, trois années effectives sur les bancs de l'École, en commerce journalier avec de savants professeurs; des travaux pratiques de synthèse et d'analyse faits sous leur haute direction; des herborisations lointaines, conduites par le savant chargé de ce cours, — véritables parties de plaisir, qui initient les élèves aux flores les plus diverses, sources fécondes de bonne confraternité future ; — examens semestriels qui résument les travaux des élèves, et enfin examens définitifs, au nombre de quatre, dans lesquels toutes les matières précédemment étudiées sont passées en revue et discutées par le candidat : voilà, j'imagine, de quoi satisfaire les plus larges exigences sociales.

# XXVII

Or, ce jeune homme, ce savant devrais-je dire, son diplôme en poche, que devient-il? La société sans doute va lui tendre les bras et lui faire la position que méritent et ses travaux et son titre.

S'il n'a pour toute fortune, et c'est là le lot du plus grand nombre, que son intelligence et son diplôme, il cherchera, soit une maison médiocrement achalandée, soit un quartier propice à la création d'une nouvelle pharmacie.

Du temps de nos pères, si l'on en croit les chroniques, l'agencement d'une pharmacie était chose

facile : une boutique obscure dans quelque rue re-
tirée, ou dans le fond d'une cour, une devanture
sombre, garnie des attributs de la profession, mélange hétéroclite de lézards empaillés, de têtes de
morts, de cornues, de bocaux de toute forme et de
toute dimension, des plantes, des racines, etc., etc.

L'intérieur répondait à l'extérieur : quelques
rangées de bocaux, un comptoir, des balances, le
buste de Gallien dans une niche ; c'était là tout, ou
à peu près ; ni luxe, ni confort ; une primitive sim-
plicité, en un mot. Le soir, une lampe fumeuse
brûlait mélancoliquement dans quelque coin.

*Quantum mutatus ab illo!...*

Aujourd'hui nos officines rivalisent de fraîcheur
et de luxe avec les établissements les plus somp-
tueux ; porcelaines, cristaux, glaces, éclairage
splendide, tout respire le luxe et le bon goût : c'est
une des nécessités de notre époque.

Le jeune pharmacien, riche d'intelligence et de
courage, sera donc obligé, ou d'avoir recours au
crédit, ou bien si, cette ressource lui manque, de

s'associer avec quelque industriel riche, mais dé-
pourvu de diplôme, association périlleuse, on
l'a vu.

Dans la première hypothèse, qu'arrive-t-il?

Entouré de maisons anciennes et bien connues,
et, ce qui est cent fois plus redoutable, de concurrents de toute sorte, depuis l'épicier jusqu'au par-
fumeur; borné à la vente des médicaments purement magistraux, et Dieu sait si, avec les tendances actuelles de la médecine, — tendances que
nous ne blâmons pas, mais que nous constatons,
— le nombre en est restreint!

Tous nos confrères savent que, la plupart du
temps, une ordonnance est composée d'une potion
ou mélange, d'une tisane, d'un sirop pour l'édul-
corer, et de quelques autres accessoires; eh bien!
huit fois sur dix, le client prend chez le pharmacien seulement la potion, le mélange ou les pilules
et s'en va, pour le reste, chez l'épicier ou l'herboriste; c'est l'histoire de tous les jours.

Le pharmacien ne vendra donc qu'une quantité
infiniment petite de médicaments, et ses recettes ne
seront nullement en rapport avec sa mise de fonds

d'abord et ses besoins ensuite. Or, de deux choses l'une ; ou le pharmacien fermera boutique pour transporter ailleurs ses pénates, ou il continuera de lutter, faisant retentir la presse scientifique de ses plaintes : *Vox clamans in deserto !*

Mais qu'arrivera-t-il? Voilà le pharmacien placé entre son devoir et ses intérêts ; ne craignez-vous pas que, d'une part, il augmente ses bénéfices par des substitutions presque toujours faciles, ou que, d'autre part, il se livre à des manœuvres déloyales, soit en arborant hardiment le drapeau du charlatanisme, soit en s'associant à quelque médecin peu soucieux de sa dignité, dans le but avoué d'exploiter de compte à demi le public, ce public taillable et corvéable à merci : monstrueuse chose que nous avons en maints endroits sous nos yeux, grâce à l'impuissance de la loi actuelle?

« J'ai connu, dit M. Trébuchet, une officine de ce genre, établie au troisième étage, dans les appartements d'un officier de santé, qui attirait dans cette espèce de guet-apens de malheureux ouvriers affectés de maladies secrètes ; il y avait là, pour prête-nom, un pharmacien qui préparait les médicaments au fur et à mesure qu'ils étaient ordonnés : c'est un de ces cas graves, ajoute l'honorable fonctionnaire, que la loi n'atteint pas, et qui, dans l'état actuel de la législation, ne peuvent entraîner aucune action de l'autorité. » (TRÉBUCHET, *Jurisprudence de la médecine et de la pharmacie*, page 329.)

## XXVIII

Encore si, grâce à la loi, la position du pharmacien était nettement dessinée vis-à-vis du médecin ; si cette loi tutélaire, ainsi que l'appelle M. Bussy, ne nous plaçait pas dans un état de dépendance, de vasselage, disons le mot, à l'égard de ce dernier, nous consolerions-nous peut-être de voir nos espérances trompées. Satisfaits de traiter d'égal à égal avec ceux que la loi devait faire nos égaux loin d'en faire nos maîtres [1], nous contenterions-nous

1. La médecine, la chirurgie et la pharmacie étaient dans l'origine un seul et même art, exercé par les mêmes hommes ; mais lorsque

d'une existence laborieuse, mais paisible, au bout de laquelle la fortune ne se trouverait pas, mais où la satisfaction de services rendus, d'études instructives et utiles à l'humanité tiendraient une place suffisamment grande pour que nous acceptions en paix cette situation.

Tout n'est pas dans l'or, et la conscience d'avoir rempli avec honneur et probité la mission à nous confiée par la société serait déjà une assez belle récompense.

Loin de là ; pour le médecin, le pharmacien est un marchand de drogues, ni plus, ni moins. Qu'il se garde de la moindre observation ; qu'il salue bas, bien bas le puissant dispensateur de ses recettes ; qu'en toute occasion il lui cède le pas ; qu'il écoute docilement ses avis, que dis-je ? ses ordres, sans jamais les discuter ; que, s'il rencontre une de ces erreurs — trop familières, hélas ! à ces autocrates de la science, — qu'il se garde bien d'en

---

l'art de guérir fit des progrès, on fut obligé de le diviser en plusieurs branches, afin de le conduire à la perfection dont il est susceptible ; car telle est la faiblesse de l'esprit humain, qu'il ne peut embrasser la science dans toute son étendue. (Rapport de Carret (du Rhône), au tribunat, séance du 17 germinal, an XI.)

laisser paraître quelque chose, mais se hâte, abandonnant son officine, ses clients à l'inexpérience d'un élève, de courir trouver son redoutable patron et lui exposer, en toute humilité, ses doutes relativement à telle ordonnance qu'il apporte ; — bien heureux encore si Jupiter ne fronce pas le sourcil et ne taxe d'impertinence l'audacieux qui s'est permis de douter de son infaillibilité. *Tantæ Molis erat!...* [1].

Évidemment, les choses ne se passent pas toujours ainsi, et nous reconnaissons sans peine que la plus grande partie des médecins accueille au

---

1. Avant les conditions si complexes de scolarité imposées au pharmacien, on pouvait admettre jusqu'à un certain point la suprématie scientifique, dont aime tant à se targuer le médecin ; mais aujourd'hui, avec le cortége d'études que la loi nous impose, nous pouvons sans outrecuidance, ce me semble, nous dire les égaux du médecin, qui n'a besoin, après tout, que de quatre années d'études, pour exercer son art à sa guise.

Le médecin, en sortant de l'École, n'a besoin que de sa trousse pour exercer son art. Entièrement libre, pouvant s'adonner aux systèmes les plus opposés, il ne relève que de sa conscience et des lois générales du pays.

L'hydrothérapie, l'électricité, l'homéopathie et cette absurdité si pompeusement appelée système Raspail, rien ne lui est interdit et, à moins d'une faute *grossière*, il est absolument libre dans sa médication.

Pourquoi tant de restrictions pour l'un, et tant de liberté pour l'autre ?

contraire avec politesse et reconnaissance les observations que parfois nous leur soumettons. Cependant, presque jamais, les médecins ne prennent tant de ménagements à propos des erreurs que peuvent commettre les pharmaciens.

Nous ne laisserons pas passer cette occasion sans joindre nos vœux à ceux de l'honorable **M. Fumouze**, pour demander avec lui le titre de docteur en pharmacie pour le pharmacien de première classe, — titre qui n'est pas trop élevé, que je sache, pour son instruction, — en conservant simplement le titre de pharmacien pour le pharmacien de deuxième classe, si tant est qu'on conserve à l'avenir deux classes de pharmaciens.

XXIX

De quelque côté que nous considérions l'état actuel de la pharmacie en France, nous ne voyons que malaise, souffrance et incertitude ; le pharmacien ne peut donc rien perdre à la liberté comme nous l'entendons.

D'autre part, la société ne court aucun risque en nous concédant cette liberté si vivement désirée. Les garanties scientifiques resteront les mêmes, et toute tromperie sur la nature, la qualité des médicaments continuera d'être réprimée par des lois sévères : le pharmacien honnête ne s'en plaindra jamais.

Les fraudeurs sont la plaie de toutes les professions : en nuisant à la société d'abord, et puis ensuite à leurs confrères consciencieux, par le bon marché illusoire qu'ils affichent.

Qu'on ne vienne pas nous objecter que la médecine serait en péril avec la liberté de la pharmacie.

En péril, et pourquoi? parce que nous vendrions au public, sans un ordre de la Faculté, quelques médicaments inertes ou tout au moins peu actifs? Mais que faisons-nous donc aujourd'hui?

Vingt fois par jour, ne donnons-nous pas au public, qui nous le demande, « des préparations médicinales, ou drogues composées quelconques, sans la participation d'un médecin? » (Art. 32.)

Mais le cérat, la pommade camphrée, l'eau de sedlitz, les pastilles d'ipécacuanha, l'extrait de saturne, la teinture d'arnica, presque tous les sirops composés, etc., etc., sont des préparations médicinales composées, ou je ne m'y connais pas ; et pourtant quel est le pharmacien qui n'en délivre à tout venant?

Cette vente forme les sept huitièmes de nos recettes, et l'on ne saurait, sans la plus flagrante injustice, et sans amener la fermeture immédiate des trois quarts des officines, nous l'interdire.

Sous ce rapport, la liberté de la pharmacie ne changera rien à ce qui existe déjà ; elle le consacrera, voilà tout.

Il en est de même des prétendues consultations que pourraient donner les pharmaciens ; ils ne feront ni plus ni moins que ce qu'ils font aujourd'hui.

Au fait, que sont donc ces consultations dont quelques médecins ont tant parlé ? Rien autre que la conséquence forcée de la position que la loi nous a faite.

Nous tenons à la science et au commerce, et à ce double titre nous sommes en contact incessant avec le public. Or, n'est-il pas naturel que nos officines, ouvertes nuit et jour, deviennent le rendez-vous nécessaire de tout ce qui souffre ? A-t-on une plaie, une foulure, une rage de dents, un petit abcès, une inflammation légère de la paupière, quelques boutons, un bobo quelconque enfin, vite on court chez le pharmacien lui acheter pour quelques sous de marchandise, et on le consulte forcément sur le remède qu'on a l'intention de prendre. Quoi de plus inoffensif?

Jamais on ne s'adresse au médecin en pareille occurence, et si, par impossible, le pharmacien refusait de se prêter au désir du public, celui-ci s'adresserait à l'herboriste voisin, ou, ce qui serait pis encore, à ces mille empiriques qui pullulent partout, et dont l'ignorance égale la hardiesse.

L'autorité ne peut vouloir un tel abus.

Les conseils du pharmacien, conseils toujours bien timides, émanent au moins d'un homme apte, en fin de compte, à juger du plus ou moins de gravité d'un cas donné, et le remède qu'il indique aura toujours, à peu de chose près, le mérite de l'opportunité.

Ne craignez pas que le pharmacien se jette, de gaieté de cœur, dans le traitement d'une maladie tant soit peu sérieuse, au mépris des dommages et intérêts qui peuvent résulter de son intervention intempestive, et du tort que lui causeraient, à l'égard du corps médical, de semblables imprudences : l'intérêt particulier, ici comme ailleurs, garantit l'intérêt général.

Les consultations, ou, pour parler plus juste-
ment, les conseils qu'on donne généralement dans
les pharmacies, ne causent donc pas le plus léger
préjudice aux intérêts du médecin.

Je ne parle pas, bien entendu, de ces maisons
où les consultations sont annoncées, affichées, et
fonctionnent régulièrement à de certaines heures ;
non, car il y a là un abus énorme, un vrai scan-
dale public, qu'il est bien à désirer de voir disparaître pour toujours.

J'en dirai autant de ces officines où les consultations sont données par un médecin, et où, sous le
bénéfice d'une consultation gratuite, le public paye
dix fois la valeur réelle du médicament. Il y a là
un trafic ignoble qui, à lui seul, justifierait tous
les reproches qu'on adresse à la législation actuelle,
et devrait suffire, au besoin, à la faire disparaître
de nos codes.

---

## X XX

Après tout, il y a un moyen bien simple d'empêcher le pharmacien d'empiéter sur le domaine du médecin; c'est d'accepter la proposition de M. Fumouze, qui consiste à marquer d'un astérisque au Codex les médicaments actifs et obligatoires qui ne pourraient, dans aucun cas, être délivrés sans une ordonnance du médecin.

Nous demandons la permission de citer ce passage en entier :

« Voici comment je le comprends ( le libre exercice de la pharmacie) :

» 1° Fusion des trois écoles de pharmacie dans les trois écoles de médecine, avec création de chaires nouvelles au profit des savants professeurs des écoles supprimées ; ou tout au moins les titres de professeurs honoraires des écoles fusionnées réservés aux professeurs de pharmacie, sans diminution de traitement.

» 2° Le titre de docteur en pharmacie, pour les pharmaciens reçus dans les trois écoles supérieures ou fusionnées, et celui de pharmacien seulement pour ceux reçus dans les écoles préparatoires de médecine et de pharmacie.

» 3° Le droit, pour les deux catégories, de s'établir sur toute la surface de l'empire, avec l'obligation, pour chacun d'eux, de mettre son titre sur l'enseigne et les étiquettes.

» 4° Le droit, pour tous les pharmaciens, de vendre et de délivrer les médicaments anodins sans ordonnance de médecin, les médicaments actifs et obligatoires *marqués d'un astérisque au Codex*, ne pouvant être livrés sous aucune forme que sur la prescription médicale.

» 5° Le droit, pour tout pharmacien, de préparer tous les produits consignés dans les ouvrages français et étrangers, et de les débiter librement comme ceux du *Codex,* avec ou sans prescription, selon leur énergie.

» 6° La mise à néant de la partie de la loi sur les poisons, qui touche à la pharmacie. » (*De la Pharmacie,* page 47.)

A ces *desiderata,* si bien exprimés par M. Fumouze, nous en ajouterons un qui nous paraît avoir une grande importance, tant au point de vue de l'intérêt public que de celui du médecin, mais sur lequel nous n'insisterions que si les dispositions principales de la loi de germinal étaient maintenues : — conserver les ordonnances, en en délivrant, au besoin, une copie aux malades, et l'interdiction, par cela même, de réitérer les médicaments sans une recommandation spéciale du médecin.

## XXXI

Les médecins et les pharmaciens ne peuvent donc, selon nous, éprouver aucun dommage, soit matériel, soit moral, de la liberté pharmaceutique.

Le pharmacien doit même y trouver une amélioration immense.

Laissons le savant directeur de l'École de pharmacie de Paris, proclamer que la loi actuelle, « trop décriée par ceux dont elle gêne les spéculations, est encore préférable à ce qu'on voudrait lui substituer; c'est-à-dire, à l'absence de toute réglementation, de tout contrôle, de toute garantie pour le public. » (Discours de rentrée de l'École de pharmacie, 11 novembre 1863).

Mais n'en déplaise à l'honorable M. Bussy, personne ne demande la suppression des examens et du diplôme.

Nous réclamons simplement pour le pharmacien le droit commun. Est-ce là un cas pendable, et est-il nécessaire de prêter à des adversaires des intentions qu'ils n'ont jamais eues?

L'honorable M. Bussy en parle bien à son aise quand il dit : « Cette protection, nous pouvons hardiment l'avouer, car c'est à la société qu'elle profite, et à nous seulement qu'elle est onéreuse. »

Si notre savant directeur descendait du poste élevé qu'il occupe, d'ailleurs avec tant de distinction, pour venir prendre rang dans la pharmacie militante; si ses hautes préoccupations scientifiques pouvaient faire place un moment aux luttes quotidiennes, aux tracas, aux soucis de toute sorte qui assaillent le pharmacien exerçant, chargé quelquefois de famille, et obligé de compter avec le besoin, je ne crois pas trop dire en affirmant que son langage serait différent.

Il est fort agréable de se faire le défenseur magnanime de la société, quand on est placé si haut,
que les préoccupations vulgaires ne peuvent nous
atteindre ; mais il serait peut-être moins facile de
se suffire avec lé budget restreint des pharmacies
ordinaires.

L'intérêt de la société, soit ; mais que nous n'en
fassions pas seuls les frais : Égalité pour tous,
même pour le pharmacien.

Puisque l'intérêt de la société occupe aussi exclusivement la haute intelligence de M. le directeur
de l'École de pharmacie, qu'il sollicite donc de l'autorité, lui dont la parole a tant d'influence, la
transformation du pharmacien en fonctionnaire
public, fonctionnaire nommé par l'administration,
rétribué par le budget, et pourvu par l'État de médicaments achetés en gros aux pays de production,
et dont le prix de revient, moins élevé, permettrait
la vente à bas prix, chose infiniment morale à tous
égards !

De cette façon, plus de ces intermédiaires obligés qui doublent et triplent la valeur vénale des
substances ; plus de tromperie sur la qualité et la

nature des produits; plus de charlatanisme, en un mot. Le pauvre comme le riche aurait des médicaments sains, bien préparés, et à des prix accessibles à tous.

Ces spécialités que vous repoussez aussi systématiquement, n'auront plus de raison d'être, et pour le coup, le Codex sera une *arche sainte* à laquelle des mains profanes n'oseront plus toucher.

Vous tiendrez bel et bien dans votre main puissante tous les innovateurs présents et futurs; et puisque le public est un mineur, il vous sera très-facile alors de le protéger contre sa propre faiblesse.

Nous pourrions encore à l'optimisme de M. le directeur de l'École, opposer l'opinion d'un de ses collègues, M. le professeur Chevalier, qui déclare, ainsi qu'on l'a vu en commençant, « que la pharmacie est perdue, si l'autorité ne vient promptement à son secours. »

Nous pourrions aussi lui opposer l'opinion de l'habile rapporteur de l'exposition de Londres, pour la section pharmaceutique, M. Menier, dont

personne ne récusera la compétence et l'impartia-
lité.

.   .   .   .   .   .   .   .   .   .   .   .   .   .   .   .   .   .   .   .   .

« .   .   .   .   . Le pharmacien n'est pas dans la condition d'un fabricant jouissant de toute son indépen-
dance.   .   .   .   .   .   .   .   .   .   .   .   .   .   .   .   .   .   .

» .   .   .   .   . . Cette position d'un fabricant ne devant rien innover dans sa profession sans l'approbation
d'un corps académique, et ne se dirigeant que par des
règles invariables et communes à tous ses confrères, en-
trave l'esprit d'invention et le rend passif au milieu du
mouvement qui anime les professions libres. Si à ces causes on ajoute qu'une opinion, faisant école, considère
comme une atteinte à la dignité de la profession de pro-
pager la vente des médicaments en dehors de l'officine
où ils sont préparés, on se rendra compte du faible es-
sor industriel des pharmaciens français et de leur absence des expositions.

» Ils ont un privilége, un monopole, et cependant les
bénéfices de leur profession s'amoindrissent chaque jour;
leurs pétitions au gouvernement, leurs plaintes dans la
presse, mettent ce fait en évidence. Dans le mouvement
commercial qui s'opère autour d'eux, il leur est impossible
de défendre leur monopole contre les empiétements, et
leur privilége, entouré de restrictions, ne retarde en aucune façon cette décadence.   .   .   .   .   .   .   .   .   .   .   .

» . . . . . . En France, on croit beaucoup trop aux inconvénients de la liberté de l'industrie pharmaceutique, et pas assez aux avantages qu'elle peut donner.

» Il n'y a pas de raison pour maintenir le pharmacien en tutelle après lui avoir conféré un diplôme, plutôt que le médecin, qui emporte, en sortant de l'École, le droit d'appliquer son art à son gré, suivant la doctrine qui lui convient, et qui ne doit compte de ses actes que lorsqu'il offense une des lois générales du pays.

» Pour nous, sous la législation actuelle, le pharmacien n'est pas seulement l'exécuteur passif des prescriptions de la médecine, il est aussi producteur et commerçant. Ses produits sont destinés à l'homme malade; c'est la seule différence qui le sépare des industriels travaillant pour le consommateur en bonne santé.

# XXXII

Nous disions tout à l'heure que le public ne pouvait que gagner à la liberté pharmaceutique telle que nous l'entendons; rien n'est plus facile que de le démontrer.

Le pharmacien, sur le domaine duquel toutes les professions voisines se donnent rendez-vous pour l'appauvrir, le pharmacien rendra avec usure à ses concurrents, œil pour œil et dent pour dent. Plus apte que personne, par ses études, son expérience et les loisirs obligés de l'officine, à reconnaître la bonne qualité, la meilleure préparation des produits en général, et des substances alimentaires en particulier, il pourra, lui aussi, s'adonner à la vente de ces substances quand la position de son officine et l'insuffisance de ses recettes lui en feront un besoin.

Pourquoi le gourmet, par exemple, ne s'adresserait-il pas à lui de préférence pour l'achat d'une liqueur fine véritablement hygiénique, ou d'un café de choix? pourquoi ne ferait-il pas concurrence au distillateur dans la préparation des sirops dits d'agrément? à l'épicier et au confiseur pour la confection des gelées, conserves, pâtes et autres?

Un procédé industriel étant trouvé par lui, pourquoi ne l'exploiterait-il pas? en quoi la vente d'un vernis, par exemple, déshonorerait-elle la pharmacie?

Ainsi de ces mille produits applicables à la teinture, à la photographie, aux arts, etc., etc.

Au demeurant, chacun serait juge de ses achats et de ses ventes; le pharmacien riche, celui dont les goûts ou l'aptitude repousserait ce genre de négoce, le pharmacien collet-monté, en un mot,

aurait parfaitement le droit de s'en tenir à la pharmacie pure : affaire de caisse, voilà tout.

Mais celui qui, habitant une petite ville, ne
trouverait pas des recettes suffisantes dans la
vente seule des médicaments, celui-là pourrait y
joindre les denrées coloniales, par exemple, ou
telle autre branche de commerce fructueuse dans
sa localité.

La parfumerie ne figurerait-elle pas bien dans
nos officines, et la pharmacie dite anglaise à
Paris, n'expose-t-elle pas dans ses vitrines des ar
ticles de brosserie fine?

On voit tout de suite la conséquence : le pharmacien, vendant beaucoup, vendrait moins cher
ses médicaments comme le reste; et qui en profi-
terait, sinon le public tout le premier ? La concurrence assurerait la perfection et la bonne qualité
des produits mieux que toutes les réglementations,
quelque sévères qu'elles fussent.

Le médecin, de son côté, veillerait à la bonne
exécution de ses formules et au choix du médicament livré ; enfin les visites des professeurs ou
des agents que la loi pourrait désigner complé-

teraient cette surveillance. N'y a-t-il pas, dans cet ensemble de circonstances, de quoi rassurer les esprits timorés toujours portés à s'exagérer les conséquences d'une réforme quelconque?

Finissons-en donc avec cette disposition surannée qui interdit l'exercice de tout autre commerce que celui des médicaments dans nos officines, et laissons à chaque pharmacien le droit de préparer et de vendre ce qui sera convenable à son aptitude ou à ses besoins.

---

# XXXIII

Pour quelques-uns de nos confrères, le mot commerce, appliqué à la pharmacie, les indigne, et c'est à qui criera le plus fort contre cette qualification injurieuse.

La loi cependant donne ce nom à la pharmacie. « Ne pourront faire aucun autre commerce ou débit, etc., etc. » (Art. 32.) De plus, le pharmacien est patenté; il peut être notable commerçant; il fait partie des tribunaux de commerce; il dépend du ministère du commerce, il est soumis à la vérification des poids et mesures; l'Académie, ainsi que le fait observer M. Favrot, n'admet au nombre de ses membres aucun pharmacien en exercice. — Ce n'est pas, croyez-le bien, que j'approuve l'ostracisme dont la docte assemblée nous frappe : je constate simplement le fait.

Les dénégations de l'amour-propre froissé ne font rien à l'affaire ; nous sommes bien des commerçants et rien que des commerçants.

Le public — ce juge suprême en fin de compte — ne s'y trompe pas. Nos prix sont débattus par lui avec le sans-façon le plus complet, et s'ils lui paraissent trop élevés, il ne se gêne pas pour aller se fournir ailleurs.

Le public n'a pas à s'inquiéter de nos prétentions : donnons-nous le titre de savants si cela peut nous être agréable, mais ne lui vendons pas à ce titre un sou plus cher nos marchandises.

Mais qu'a donc de si humiliant cette qualification de commerçant?

J'ai probablement la fibre moins chatouilleuse que quelques-uns de mes confrères, car j'avoue, à ma honte, que je ne me sens pas du tout humilié de ce titre de commerçant que le public nous donne. Faut-il l'avouer? eh bien! je changerais sans trop de regret mon titre et mon officine contre la position de plus d'un négociant.

M. Menier est un négociant : c'est avant tout à ce titre qu'il a dû l'honneur de siéger en qualité de commissaire à l'exposition de Londres, à côté du prince Napoléon et de quelques autres grandes illustrations commerciales de notre pays.

M. Arlès-Dufour, lui aussi, est un négociant; c'est aussi en cette qualité qu'il fut nommé secrétaire général de l'exposition universelle de 1855.

J'en passe et des meilleurs.

Oui, nous sommes des commerçants, je dirai plus, de mauvais commerçants. Si nous avions mieux compris notre rôle commercial, la pharmacie ne serait pas tombée dans l'état précaire où nous la voyons aujourd'hui. Marchant de niveau avec les autres professions, nous eussions retenu dans nos officines une foule de produits qui sont allés enrichir nos voisins.

Mais non, le pharmacien a voulu se draper dans sa toge trouée de savant, et le public, en désertant son officine, lui a ri au nez.

Nos pères ne se piquaient pas de tant de science;

ils ne dédaignaient pas de vendre du chocolat, des confitures, du sucre. Quelle horreur ! — mais ils avaient l'escarcelle mieux garnie.

En vérité, je ne sais ce que je dois admirer le plus, de la naïveté du pharmacien ou de ses prétentions.

Si le pharmacien n'avait pas une *boutique* où les plus humbles achats peuvent se faire ; si, à l'exemple du médecin, son officine était en appartement ; si le public, reçu dans un cabinet, n'apercevait ni balances ni comptoirs, rien enfin de ce qui caractérise tous les commerçants ; s'il n'avait pas sous les yeux le pharmacien pesant, triturant, mélangeant, — opérations qui lui paraissent bien demander de l'habileté et une certaine prudence, mais qui sont loin cependant de lui paraître exiger de vastes connaissances scientifiques, — j'applaudirais à ce titre de savant que nous méritons, certes, tout autant que bien d'autres ; mais dans les conditions où la loi actuelle nous a placés, revendiquer exclusivement ce titre de savant, c'est tout simplement une dérision. — A moins que ce ne soit un rêve de malade : *Ægri somnia !*

Si la loi que le conseil d'État élabore en ce moment nous donne la liberté pharmaceutique, croyez bien que notre considération n'y perdra rien, au contraire.

— Un peu plus de bien-être ne peut pas nuire.

La richesse, il faut bien l'avouer, frappe beaucoup plus la foule que la science, et tel personnage qui roule en carrosse son ignorance et sa sottise inspire beaucoup plus de respect que le savant sans le sou qui chemine à pied.

------

## XXXIV

La plupart de nos professeurs ont cru devoir se séparer avec éclat, il y a quelque temps, de la o-ciété de prévoyance des pharmaciens de la Seine réclamant le libre exercice de la pharmacie, sous la garantie du diplôme, et, plus récemment encore, la Société de pharmacie, dans une de ses publications, a cru devoir élever la voix pour déclarer que la pharmacie ne peut être un commerce, pour insister sur la dignité professionnelle méconnue, et proscrire l'annonce pharmaceutique d'une façon absolue.

— A entendre ces messieurs, leurs grands mots de dignité professionnelle et d'intérêt social, il semble vraiment que la pharmacie soit un sacerdoce, un apostolat, et que le pharmacien seul doive sacrifier à la société : intérêts, bien-être, avenir de ses enfants, tout, enfin.

— Mais alors, pourquoi vous arrêter en si beau chemin, chers maîtres? Si nous sommes des apôtres, nous, vos élèves indignes, donnez-nous préalablement l'exemple du renoncement à ces biens terrestres; abandonnez donc à la société, dont vous vous faites si officieusement les avocats, vos opulentes positions [1].

— Des exemples partis de si haut trouveront, certes, des imitateurs, et c'est à qui de nous s'efforcera d'imiter une aussi magnanime abnégation.

Qu'est-ce qui vous retient?

1. Je n'ai pas besoin de dire que, bien loin de me plaindre de la situation faite à nos maîtres, je serais plutôt disposé à accuser la société de parcimonie à leur égard. Les travaux des Dumas, des Bussy, des Caventou, des Chatin, des Chevallier, etc., etc., etc., ne sont pas de ceux qu'on peut payer avec un peu d'or : si la France est au premier rang des nations, elle le doit surtout aux grands hommes qu'elle a vus naître. Que la récompense soit donc proportionnée au mérite!

Cet amour du lucre, cet *auri sacra fames* du poëte, que vous stigmatisez si éloquemment, ne saurait vous atteindre, vous qui vivez dans cette sereine région des principes, vous qui faites de l'art pour l'art seul !

— Si vous ne prêchez pas d'exemple, pourquoi donc, nous les petits, nous la plèbe ignorante enfin, sacrifierions-nous ainsi à la société le salaire qu'elle nous doit à tant de titres?

Que voulez-vous, nous appartenons à une race dégénérée qui veut vivre en travaillant, qui veut élever ses enfants et leur léguer un modeste héritage. Nous sommes déchus au point de tenir beaucoup à ce vil métal dont vous faites fi dans vos discours.

Ce privilége que la loi nous donne, dites-vous, nous le répudions, nous, que ce privilége intéresse pour le moins autant que vous. Nous ne voulons aucun privilége, nous réclamons le droit commun seul.

Grâce donc, ô Pères conscrits ! pour nos appétits vulgaires, et Pitié pour nos instincts mercantiles !

A chacun son rôle.

A vous de nous répandre, du haut de vos chaires, les impérissables principes de la science ; à vous de faire connaître au monde savant les immortels travaux qui ont illustré vos noms; et le rôle non moins fécond de les vulgariser chez les masses ; continuez de surveiller l'exercice de la pharmacie, d'en réprimer les abus ; ramenez, par vos paternels conseils, et au besoin par une juste sévérité, les brebis égarées du bercail; mais, au nom du ciel ! ne descendez pas jusqu'à nos humbles officines dont vous ne pourriez comprendre ni les luttes ni les besoins.

Nous consentons à être des apôtres, mais à la condition que, comme le prêtre, nous vivrons de l'autel, ou tout au moins du budget !

---

## XXXV

Nous en avons fini avec la tâche que nous nous étions imposée, et si nous avons rallié à notre opinion quelques-uns de nos confrères, nous nous trouverons bien récompensé de nos humbles efforts.

On nous pardonnera notre hardiesse en considération du mobile qui nous a guidé; et puisque nos confrères haut placés méconnaissent, pour la plupart, les obligations qui leur incombent dans ce grave débat, c'est aux obscurs mais zélés membres du corps pharmaceutique à revendiquer ce qu'ils croient utile au bien-être de la profession.

L'avenir fera la part de chacun et montrera qui avait le mieux compris la marche du progrès, de nous ou de nos adversaires.

La haute intelligence et l'esprit vraiment libéral de M. le Ministre de l'instruction publique, ainsi que les tendances sagement progressives du gouvernement de l'Empereur, nous font espérer une loi en harmonie avec les besoins de notre époque.

En attendant, obéissons à la loi actuelle : *Dura lex, sed lex.*

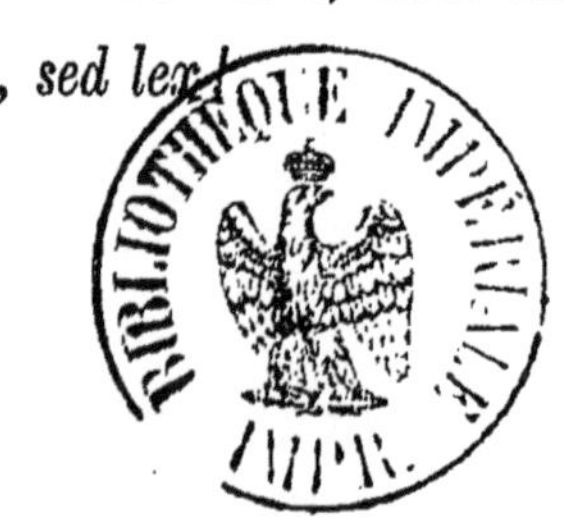

9 782329 155708